FABIO BELOMETTI

SALUTE AMICA

Idee e Consigli Pratici Per Migliorare Il Tuo Benessere Quotidiano In Maniera Efficace e Salutare

Titolo

"SALUTE AMICA"

Autore

Fabio Belometti

Editore

Bruno Editore

Sito internet

http://www.brunoeditore.it

Sommario

Prima di guarire qualcuno, chiedigli se è disposto a rinunciare alle cose che lo hanno fatto ammalare.

Ippocrate

Introduzione

In questo libro ti voglio spiegare, facendoti risparmiare tempo e molto probabilmente denaro, in che modo puoi evitare gli sbagli più comuni che si fanno nel tentativo di risolvere alcuni dolori e disturbi che si manifestano nel nostro corpo.

Certe patologie a volte sono solo il frutto di errate interpretazioni, di miti e forse anche di leggende, banali errori di comportamento attuati nel tentativo di star meglio e che invece sortiscono solo altri effetti negativi.

Non è un libro tecnico, non è fatto per operatori sanitari e quindi non troverai nulla di difficile da comprendere, nessuna manovra osteopatica o che dovrebbe praticare solamente un fisioterapista, un osteopata o un medico.

Il mio intento è di informarti e di fare chiarezza su alcune convinzioni erronee o imprecise che, grazie al passaparola, tutti in qualche modo hanno sentito almeno una volta. Potremmo anche definirle di poco conto ma, secondo la mia esperienza, per quanto banali queste informazioni condizionano molto spesso le scelte terapeutiche di coloro che stanno male e che farebbero di tutto pur di trovare sollievo.

Non sto semplicemente parlando di benessere, ma di salute consapevole: e, come dico ai miei pazienti, le tue condizioni non miglioreranno sia che tu non faccia nulla, sia invece che tu faccia qualcosa di sbagliato.

Il punto fondamentale è capire l'origine del problema ed essere sicuri che si tratti proprio di quello: altrimenti, anche con tutta la tua più buona volontà, non arriverai alla soluzione.

Cercherò di spiegarti le cose nel modo più semplice possibile, compatibilmente con l'argomento che spesso richiede specifiche conoscenze anatomiche e tecniche (ma, come vedrai, si tratta di meccanismi di facile comprensione che tutti possiamo riconoscere nelle nostre azioni quotidiane).

Ti fornirò inoltre alcuni strumenti per interpretare correttamente certi sintomi e sarà molto probabile che ti immedesimi negli esempi che ti proporrò, anzi, vorrei che lo facessi: sono sicuro che qualcosa di simile è capitato anche a te e vorrei renderti pienamente consapevole del tuo corpo.

Insieme analizzeremo alcune esperienze traumatiche dirette o indirette con i loro veri sintomi, patologie più o meno esistenti, miti che ruotano intorno a tanti disturbi quotidiani, e ti illustrerò le tecniche risolutive, le teorie e anche i metodi, alcuni ormai superati ma, purtroppo, ancora utilizzati dai più.

Chi mi conosce sa che sono una persona diretta, pratica, vado subito al punto senza addolcire nulla. Quindi preparati perché ti darò una visione un po' diversa di quei problemi fisici, di salute, che affliggono la maggior parte di noi.

Sono nato nel 1971. I miei genitori erano degli sportivi e anch'io ho iniziato presto a fare sport. Il primo è stato il karate; all'età di 7 anni, arrivato al grado di cintura nera, ho voluto proseguire fino al secondo dan. Raggiunto quel traguardo ho sentito l'impulso di apprendere altro, ho frequentato una palestra per imparare il kickboxing e all'età di 21 anni circa ne sono diventato istruttore.

Per tre anni ho insegnato a una ventina di ragazzi; ci divertivamo e per me era già la realizzazione di un grande sogno. Ogni tanto ci si faceva male, visto il tipo di attività: mai nulla di grave, ma mi piaceva capire cosa accade nel corpo durante un trauma e come poter intervenire per alleviare i conseguenti dolori dei miei allievi.

Mi iscrissi così a un corso serale per diventare massaggiatore; nel frattempo, siccome non ero troppo robusto, iniziai a praticare bodybuilding. Ci presi talmente gusto che nel 1995 ero pronto per la mia prima gara: il Campionato Regionale Lombardo, al quale partecipai con il peso di 65 kg. Successe che vinsi. Ero davvero felicissimo di tutti i sacrifici che avevo fatto per arrivare fin lì.

Dopo quei primi anni come istruttore di bodybuilding, assunsi l'incarico di massaggiatore in un club privato. Nel frattempo iniziai a frequentare altri corsi e a leggere libri, un sacco di libri: uno in particolare, sulla kinesiologia applicata, mi diede una vera e propria illuminazione e mi fece innamorare di questo lavoro.

Inoltre, grazie ai successi e alle gratificazioni che ricevevo nella mia occupazione, scoprii un mondo nuovo, che mi affascinava, e la possibilità di aiutare altre persone a migliorare le proprie condizioni mi soddisfaceva enormemente.

Ma questo non mi bastava, non mi sentivo tranquillo, le mie conoscenze crescevano e capii che dovevo specializzarmi. Così mi iscrissi a una scuola privata per conseguire un diploma professionale come massaggiatore e massofisioterapista.

Il ciclo di studi si concluse in due anni e decisi, insieme a un'altra persona del mio stesso corso, di aprire uno studio nel centro della mia città. Ora, da tempo, lo gestisco da solo, continuando ad investire in me stesso e nella mia attività con nuove conoscenze e nuove apparecchiature. La curiosità non mi ha abbandonato, la voglia di far bene aiutando i miei pazienti a risolvere i loro dubbi, dolori e problemi non si è affatto esaurita.

Capitolo 1:

Come funziona secondo me il corpo umano

Quando spiego a un mio paziente come funziona il nostro corpo oppure come il corpo reagisce a uno stimolo, un esempio che faccio di frequente è quello dell'auto. Si dice spesso che siamo una macchina perfetta: infatti lo siamo e perciò risulta facile fare confronti.

L'auto ha bisogno di rifornimento, l'uomo di nutrirsi; l'auto di una benzina pulita, l'uomo di cibo sano; l'auto per andare dritta e non avere problemi meccanici dev'essere perfettamente in asse, l'uomo se non è in asse ha fastidi o dolori e soffre di usure anomale; l'auto ha le ruote che danno la direzione, l'uomo i piedi che hanno lo stesso compito durante la deambulazione; l'auto ha un impianto per attivare i comandi e uno per avere informazioni, l'uomo ha sistemi e apparati per compiere movimenti e altri che reagiscono a quel che succede nel corpo. Questi sono solo alcuni esempi, ma spero di aver reso l'idea.

In particolare, è il cosiddetto sistema nervoso periferico ad avvisarci se qualcosa non va, proprio come fanno le spie luminose sul cruscotto dell'auto. Oppure, come nel caso dell'alimentazione, a seconda della qualità della benzina (più o meno pulita) avremo un diverso rendimento del motore: ed esattamente come avviene con il carburante, il cibo che ingeriamo è di tale importanza che il corpo avrà un diverso rendimento a seconda della qualità.

Nelle auto è sempre più comune avere in dotazione diversi tipi di sensori, come quelli di parcheggio, per la pioggia, per gli ostacoli e così via. Anche nel corpo umano abbiamo dei sensori, che si chiamano recettori: fra questi troviamo i meccanocettori (deputati alle percezioni cutanee, pressorie e di distensione dei visceri), i nocicettori (che segnalano al cervello le sensazioni dolorose) e i termocettori (che reagiscono ai cambiamenti di temperatura).

La collaborazione fra i vari recettori sensoriali presenti nel nostro corpo è molto importante nell'affrontare le diverse situazioni e i diversi ambienti in cui veniamo a trovarci, specie se si tratta di condizioni nuove, inconsuete o comunque non frequenti nella nostra vita quotidiana.

Prendiamo ad esempio la banale azione del camminare: fin da piccolo, da quando hai imparato a farlo, ti sembra una cosa semplicissima, e invece è il risultato di interazioni continue ed estremamente complesse tra i piedi e gli occhi, che tramite il cervello si scambiano informazioni e le ridistribuiscono ai vari distretti corporei, permettendoci così di tenere la direzione e l'andatura.

Ti basti pensare a quando cammini su una strada molto sconnessa, irregolare o scivolosa (bagnata o ghiacciata): ti basteranno pochi passi per mettere in allarme il tuo sistema propriocettivo, cioè l'insieme delle funzioni corporee e sensoriali che ti danno la tua posizione nello spazio circostante. Se sarai preparato, se i tuoi recettori saranno capaci di gestire le asperità e l'instabilità del terreno (tecnicamente dette perturbazioni) tutto andrà bene, come con il controllo di trazione dell'auto; se invece non sei preparato incontrerai molte difficoltà e avrai molte più probabilità di cadere o di procurarti una distorsione o un'altra lesione.

Un altro processo che avviene nel nostro corpo è quello definito di causa/effetto ed è molto affascinante e molto complesso. Se sei abbastanza bravo da comprendere quello che il corpo ti sta comunicando attraverso i sintomi e i dolori, sarai in grado di interagire con esso e non avrà segreti per te.

L'organismo ha sempre molto da dire, siamo noi che quasi mai abbiamo voglia o tempo per ascoltare il "linguaggio del corpo"; ma se cominci a fare attenzione e a conoscerlo capirai che è dalla tua parte, non cerca di ostacolarti, cerca invece di farti capire cosa sta succedendo dentro di te. Se ti sembra strano o incomprensibile il modo in cui si comporta, il problema è tuo: non è strano, sei tu che non capisci. E il corpo continuerà ad inviarti segnali, prima in tempi distanti l'uno dall'altro, poi sempre più ravvicinati.

Il corpo ha pazienza e capacità di adattamento ma cerca sempre di essere quanto più efficiente possibile, di consumare poco e di rendere molto: quindi, se lo ascolterai e ti adopererai per aiutarlo, sarà felice di rimettersi a posto rapidamente e di tornare autonomo e in piena forma al più presto. Sotto quest'aspetto è anche meglio di una macchina perché ha la capacità di reagire agli stimoli e se il caso anche di modificarsi, ma sempre secondo una logica.

Ti faccio un esempio piuttosto comune: se ti capita di dover tenere un braccio immobilizzato per almeno tre settimane vedrai diminuire drasticamente la massa magra (cioè la muscolatura). Questo accade perché l'organismo, a seguito dell'immobilità, non riceve più informazioni da quell'arto e non lo considera più, come se non esistesse o se avesse bisogno di meno sostentamento per la minor attività, destinando le energie introdotte con il cibo ad altre parti del corpo ancora attive.

Ci sono poi dei limiti che, se superati e mantenuti nel tempo, portano a un logorio, né più né meno come avviene per un'auto. Supponiamo che con una ruota anteriore urti un marciapiede e, senza che la gomma si buchi, provochi un piccolo danno allo sterzo o alla convergenza: l'auto funzionerà comunque, ma se le ruote anteriori non sono in linea perfetta a distanza di tempo vedrai consumarsi in modo differente e marcato una gomma rispetto all'altra, e quelle anteriori rispetto alle posteriori. A questo punto non andrai di certo a cambiare la gomma che si sta consumando male: piuttosto, farai fare una convergenza per riallineare la direzionalità del veicolo. Nel corpo accade lo stesso.

Ti racconto una storia realmente accaduta. Per un dolore al piede un uomo dell'età di 35 anni cominciò ad atteggiare tutto l'arto inferiore in un modo poco fisiologico. Il dolore nel tempo andava peggiorando ma, dato che faceva il falegname, pensò che stando molto in piedi fosse normale. Con il passare del tempo però il dolore divenne molto forte e iniziò a sentirlo in modo lieve anche all'anca. Quando venne da me era disperato.

Mi feci raccontare i traumi che aveva subito in passato e mi si accese una lampadina quando mi disse di aver subito un piccolo intervento al ginocchio, molti anni prima, senza fare un recupero specifico ma riprendendo semplicemente l'attività fisica interrotta a causa del dolore.

Questa in qualche modo aveva funzionato e per un certo tempo gli aveva permesso di compensare il dolore, fino però a consumare addirittura la scarpa in modo anomalo. Ci impiegammo un po' a sistemare il problema e man mano che lavoravamo sul ginocchio, anche il piede migliorava. L'anca fu la prima a sistemarsi. Il paziente non si capacitava di come fosse tutto collegato. Era incredulo, ritornò anche a fare sport e, nel frattempo, aveva ovviamente cambiato le scarpe consumate (limitarsi a cambiare le scarpe senza agire sulla causa dell'usura non sarebbe servito a nulla). Sistemando la causa (il ginocchio) e non l'effetto (il piede) i dolori di tutto l'arto andarono a scomparire.

Gli esempi più incredibili di adattamento sono quelli che vediamo all'opera con una disabilità acquisita, dove la "macchina uomo" supera di gran lunga anche l'auto più sofisticata. Ci sono persone a cui manca una gamba eppure riescono a muoversi e anche a correre, oppure sono prive di un braccio e tuttavia sono in grado di allacciarsi le stringhe delle scarpe con una mano sola. L'essere vivente, insomma, ha un'incredibile capacità di adattarsi e ne abbiamo prove ovunque, sia nella specie umana sia negli animali; il limite è solo dentro di noi.

La maggior difficoltà per chi fa il mio mestiere sta nel far capire alle persone che gli "allarmi" che si manifestano nel corpo sono utili e vanno ascoltati: non sono da considerarsi fastidiosi e senza scopo, tanto da avere fretta di spegnerli con un antinfiammatorio o un antidolorifico non appena si presentano.

Pensiamo ad esempio a un dolore al ginocchio in seguito a una distorsione: potrebbe certo trattarsi di un evento senza alcuna conseguenza, ma non si può escludere a priori il distacco di un frammento di menisco oppure un allungamento eccessivo di uno dei legamenti. In un caso abbastanza comune come questo, molti prenderebbero subito un farmaco per alleviare il disagio, perché è indubbio che il dolore non piace a nessuno; ma non sentirlo più porterà ad utilizzare il ginocchio senza pensarci, rischiando di danneggiare ulteriormente la parte traumatizzata e finendo magari con il coinvolgere anche altre parti. I farmaci sono utilissimi, ma vanno assunti secondo le prescrizioni mediche con attente valutazioni.

Anche il classico mal di testa è un'altra spia che si accende sul cruscotto della "macchina corpo", ma ormai siamo così abituati a prendere medicinali ad ogni più piccolo dolore che, non appena si presenta, abbiamo subito pronto il farmaco per eliminarlo.

Insomma, non ci si mette nemmeno un po' di impegno per capire da dove arriva il problema, che cosa lo abbia provocato: magari è solo stanchezza oppure è colpa di un difetto della vista non ancora diagnosticato, forse è una semplice cervicalgia miotensiva o magari del cibo a cui siamo diventati intolleranti, oppure è da troppo tempo in quella giornata che non beviamo nemmeno un sorso d'acqua, o chissà quale altro problema del quale, però, spegniamo l'allarme senza comprenderne il motivo.

Quindi non pensare che "siamo fatti proprio male": queste sono le parole che spesso mi dicono quando faccio delle ipotesi su cosa può aver generato l'uno o l'altro disturbo. Invece siamo fatti benissimo: dobbiamo solo imparare al meglio il linguaggio del corpo, che è nostro alleato nel farci riconoscere le cause di tanti disturbi più o meno fastidiosi o dolorosi.

RIEPILOGO DEL CAPITOLO 1:

- SEGRETO n. 1: Se sarai preparato con i tuoi recettori riuscirai a gestire le diverse condizioni ambientali in cui il corpo viene a trovarsi.

- SEGRETO n. 2: Il corpo ha sempre molto da dire, siamo noi solitamente che non abbiamo voglia o tempo per ascoltare i suoi messaggi.

- SEGRETO n. 3: Nel corpo umano tutto funziona per la legge causa/effetto.

- SEGRETO n. 4: L'essere vivente ha un'incredibile capacità di adattamento, il suo limite è solo dentro di noi.

- SEGRETO n. 5: Gli "allarmi" che si manifestano nel corpo sono utili e vanno ascoltati, non spenti.

Capitolo 2:
La salute: miti e leggende

I falsi miti sono quelle convinzioni o quei rimedi che da anni mi sento raccontare da uomini, donne, giovani e vecchi, che li hanno appresi da un parente o da un amico, ma che non sono affatto esplicativi o risolutivi (tutt'al più possono offrire una parziale interpretazione del disturbo o un rimedio temporaneo). Sembra però che nessuno si sia mai preso la briga di constatare se davvero funzionano oppure no; e forse, di passaggio in passaggio, da una generazione all'altra, qualche informazione è andata perduta.

Fra le patologie più comuni troviamo la cervicalgia e la lombalgia, per le quali spesso vengono consigliati questi rimedi:

- un sottopiede nella scarpa per la gamba più corta
- stare fermi a letto
- esercizi addominali per rinforzare la muscolatura
- nuotare in piscina

Molti falsi miti ruotano intorno anche a due delle cause vere o presunte di questi disturbi:

- le cicatrici
- il colpo d'aria

Sono diversi i modi per affrontare un disagio come la lombalgia, che apparentemente sembra uguale per tutti. Invece ognuno ha la sua particolarità rispetto agli altri: un filo conduttore comune c'è sicuramente, ma sempre con sfumature personali. Di seguito ti elencherò alcuni fra i rimedi più conosciuti per tentare di risolvere questo fastidio.

Voglio chiarire subito che probabilmente per qualcuno saranno metodi che hanno portato a buoni risultati, e in quel caso sono contento per quei pochi che ne hanno avuto un beneficio. Il mio intento però è di farti capire che in realtà sono molto meno utili di quanto ti è stato fatto intendere fino ad oggi, e se segui i miei ragionamenti te lo dimostrerò.

Non ho intenzione di dirti cosa è giusto e cosa è sbagliato: ti ricordo che non sono un medico e non voglio sostituirmi a uno specialista. Tuttavia è opportuno che tu abbia più informazioni di quelle che hai avuto finora, e se quello che sto per raccontarti farà aumentare i dubbi sulle scelte da farsi, tanto meglio: l'importante è che tu rifletta su che cosa è meglio per te e che non dia per scontati certi passaparola.

Gamba più corta o più lunga

Questo rimedio è forse il più incredibile fra tutti quelli che analizzeremo. L'ho voluto mettere per primo perché lo ritengo il più curioso, e ora ti spiego perché.

Molto spesso mi viene riferito che, siccome il paziente ha una gamba più corta dell'altra, gli è stato consigliato di mettere nella scarpa una talloniera di cuoio o di sughero di spessore sufficiente a compensare la differenza di lunghezza fra i due arti.

Questo accessorio però sarebbe da utilizzare solo se ci si trovasse effettivamente in presenza di una gamba più corta dell'altra. Nella stragrande maggioranza dei casi, invece, si tratta di una "falsa gamba corta", definita così perché potrebbe essere l'emibacino (cioè la metà bacino) della gamba implicata ad essere leggermente ruotato in antiversione (in avanti) o in retroversione (all'indietro), facendola per l'appunto sembrare più corta.

Ma ora ti dico un'altra cosa su cui riflettere: e se invece fosse l'altra gamba ad essere più lunga? Un emibacino può ruotare in avanti oppure all'indietro, quindi non hai la certezza che la gamba apparentemente più corta sia quella a cui bisogna aggiungere uno spessore: potrebbe infatti essere l'altra gamba a soffrire di una posizione disfunzionale.

Facendo un rapido controllo si può capire quale dei due lati del bacino non è in posizione corretta (cioè, con espressione tecnica, quando è in lesione) e individuare di conseguenza qual è l'arto effettivamente interessato dal problema. Successivamente basterà risistemare l'allineamento del bacino e come per magia (ma di magia ovviamente non si tratta) le gambe torneranno ad avere la stessa lunghezza.

Nelle mani di un terapista esperto è sufficiente adoperarsi in questo modo e non è necessario alcun intervento invasivo anche se in certi casi, purtroppo, non è così rapido né si può avere la sicurezza che la correzione rimanga nel tempo. Ad esempio, in presenza di una forte scoliosi non è detto che sia possibile risolvere il problema definitivamente; inoltre potrebbero essere richiesti più trattamenti per arrivare a far mantenere all'emibacino la posizione corretta. Il risultato dipende da quanto tempo è in quelle condizioni e la causa che lo ha portato in lesione.

In altre parole, sono davvero tante le possibilità che questo tipo di trauma si verifichi. Bisogna però tenere sempre presente che nel corpo nulla avviene per caso e quindi tutto ha un senso; ciò vale anche per alcuni traumi, perché i meccanismi di azione-reazione sono estremamente complessi e non è facile riuscire a ricostruirli e poi ad intervenire.

Fra le casualità, potremmo anche trovarci di fronte a uno stimolo errato del sistema nervoso centrale a livello visivo. Poniamo il caso che il soggetto porti gli occhiali da vista e che al momento di creare la lente qualcosa sia andato storto e perciò essa risulta non perfettamente centrata sull'occhio; il soggetto non se ne può accorgere, però quel vero e proprio filtro che è la lente, frapposta

FABIO BELOMETTI – SALUTE AMICA

tra il mondo esterno e l'organo visivo, genera quella che per il sistema nervoso centrale è un'anomalia e il cervello, tramite l'occhio, lo avverte. Può quindi accadere che in risposta a questo stimolo la colonna vertebrale subisca informazioni errate, anche di piccola entità, ma sufficiente per dare un impulso vizioso verso il basso facendo ruotare una parte del bacino.

Mi ricordo il caso di un ragazzo di 16 anni che da mesi soffriva di infiammazione muscolo-tendinea nella regione pubica, anche detta pubalgia (questa era la diagnosi che avevano i genitori). Era un ragazzo molto attivo, praticava sport (soprattutto calcio), ma aveva un dolore forte all'interno coscia, vicino alla parte pubica.

Aveva provato diversi tipi di terapia (quelle che offrivano dove lui viveva) purtroppo senza risultati significativi. Era persino aumentato di peso perché non usciva volentieri di casa e ovviamente non praticava nessuno sport a causa di quel dolore.

Mi chiamarono i genitori dicendomi che ero la loro "ultima speranza".

Durante gli anni di lavoro mi è stata detta spesso questa frase, che scatena in me due input: la voglia di arrivare alla soluzione come sfida personale e trovare la soluzione per dare velocemente sollievo al paziente.

La prima cosa che feci furono dei test per capire se i recettori funzionavano correttamente, anche perché notai da subito che portava degli occhiali. I risultati infatti diedero subito che qualcosa non andava proprio in quelli. Lo indirizzai quindi dal "mio" optometrista di fiducia per fare una visita. Risultato?

Probabile errore di centratura nella creazione delle lenti, quantificato in 1 cm per una lente e 1,5 per l'altra. Tuttavia va sottolineato che questo non ha inciso in modo significativo in quanto l'occhio tollera decimi e non centimetri. L'insieme degli squilibri ha creato poi il difetto.

Vennero rifatti gli occhiali con delle lenti nuove e a distanza di circa due settimane, il problema era scomparso. Ristabilita la giusta convergenza alla visione sono stati ripristinati i feedback fra recettori podalici e occhi, creando un "ambiente" in equilibrio, senza ipertensioni muscolari anomali e conferendo al paziente maggior elasticità ed assenza di dolore. La difficoltà per l'organismo di elaborare dati incongruenti (occhi-piedi) ha instaurato degli squilibri posturali.

Il dato positivo è che per quanto diventi grave un problema, se la causa è data dagli occhi, ossia da un recettore così importante, la soluzione arriverà rapidamente.

Ecco un altro caso piuttosto comune: a seguito di un trauma diretto al piede come per una distorsione alla caviglia, anche lieve ma non curata, tutti i segnali podalici che dalla pianta del piede o dalla caviglia stessa dovrebbero andare verso il cervello per essere mescolati agli altri segnali, generando una postura corretta, non riescono a passare a causa del vecchio trauma.

Utilizzare il sottopiede per molto tempo farà sì che l'arto inferiore che risulterà più lungo, sottoporrà a maggior logorio l'anca e il ginocchio e inoltre il bacino rimarrà in torsione facendo lavorare male l'osso sacro. Quest'ultimo, che sta nel mezzo, agirà di conseguenza sulle prime vertebre lombari a cui è collegato (dalla più vicina L5 verso L4, L3 e così via) sottoponendole dal canto loro a un lavoro anomalo, fino a causarne in rari casi anche la rottura. Nella maggioranza dei casi la vertebra o il disco che più ne risente è la L5, a stretto contatto con il sacro. Soluzione: considera la possibilità di farti risistemare la posizione del bacino da un terapista esperto.

Il letto è tuo nemico

Distendersi e riposarsi è forse uno dei rimedi più antichi per la cura fai-da-te del mal di schiena. Se ti sei lamentato con qualcuno del dolore, fra le tante soluzioni ti avranno certamente consigliato anche questa, perché sono ancora molti oggigiorno a dare ampio credito a tale rimedio. A volte, pur se a fin di bene, lo fanno anche i medici.

I familiari di solito quando ci consigliano di riposarci a letto lo fanno per sentito dire, perché "lo sanno tutti", limitandosi a dare credito al passaparola senza sapere se poi sia davvero servito a qualcosa. Sono pochi i casi in cui stare distesi è di una qualche utilità, ma d'altronde provare una cosa così semplice è alla portata di chiunque e non costa nulla.

Finalmente però si comincia a capire che il letto non è una soluzione e nemmeno un aiuto: sono pochi coloro che stando distesi sentono passare il dolore alla schiena, e comunque non appena tentano di rimettersi in piedi ecco che torna come prima se non peggio.

Più si sta fermi, infatti, più il corpo tende a bloccarsi e a irrigidirsi sviluppando un effetto opposto a quello che vorremmo ottenere. Se invece si mantiene il corpo in movimento non gli si dà modo di sviluppare posizioni di compensazione. Il segreto è quello di non stare troppo tempo seduti, troppo tempo fermi in piedi, troppo tempo sdraiati: è fondamentale non fermarsi nelle prime ore in cui si comincia ad avvertire il dolore, all'inizio sembra stancante ma se ci si ferma le conseguenze sono anche peggiori.

Se poi ci si mette a sedere non bisogna mai scegliere sedute morbide come un divano o una poltrona avvolgente, preferendo invece sedie, sgabelli o qualsiasi cosa purché sia rigida o almeno sostenuta e poco morbida (in proposito vedremo più avanti anche come dev'essere il materasso).

In ogni caso, se hai problemi alla schiena certamente è perché sei molto rigido, e probabilmente al mattino starai peggio della sera precedente quando ti eri messo a letto: ma stai tranquillo, è così per tutti, una risposta logica che si attua nel corpo e che poi ti illustrerò più in dettaglio.

Un'altra certezza è che più tempo aspetterai per correre ai ripari e più spesso si ripresenterà il problema. In un primo momento si manifesta a distanza di mesi e facilmente va via, ma le occasioni in cui il dolore torna a farsi sentire saranno via via più ravvicinate e ogni volta dureranno più a lungo; poi aumenta l'intensità di ogni attacco, infine i mesi fra l'uno e l'altro diventano settimane e le settimane diventano giorni.

Finisce così che una bella mattina (si fa per dire) il tuo corpo si blocca, e questa volta non è un'avvisaglia ma un fermo completo. Stavolta non ti basteranno i farmaci o i vari rimedi classici: dovrai necessariamente intervenire con delle terapie serie.

Il medico forse ti farà fare una radiografia (inutile perché non si vedrà nulla) e magari una ben più utile risonanza magnetica (per evidenziare anche i tessuti molli). Con tutta probabilità verrà segnalata una protrusione oppure un'ernia, o anche più d'una: entità e collocazione sono diverse per ognuno, poiché dipendono da svariate combinazioni fra il proprio passato di inattività, sport, traumi, genetica, trascuratezze e così via. Ma ormai il problema c'è, e non è rimanendo a letto che passerà.

Soluzione: quando la schiena ti fa male o hai un episodio di blocco non stare a letto, vai dal medico e cerca il rimedio giusto.

Esercizi addominali sì oppure no

Quante volte ti sei sentito dire che fare gli addominali ti aiuta a "scaricare" la schiena o a creare un sostegno migliore? È vero solo in parte, anzi in misura ridotta, perché è fondamentale che nel corpo tutto stia in equilibrio.

Se alleni gli addominali, in altre parole, dovrai pensare anche ai muscoli "antagonisti", che indovina un po' quali sono? Proprio quelli lombari e paravertebrali, che non sono nelle condizioni migliori per essere allenati. In quella zona c'è già qualcosa che non funziona perfettamente e un allenamento sappiamo cosa comporta in un corpo sano, figuriamoci in uno che ha problemi. Sono proprio quei muscoli che ti stanno dando fastidio, a causa della loro rigidità. Per farli lavorare, semmai fosse utile, dovresti muovere il meno possibile la colonna nel tratto lombare e attivare comunque gli addominali.

Ti faccio un esempio per farti capire meglio come dev'essere l'equilibrio per la colonna vertebrale. Ti sarà capitato di notare, nei giardini pubblici o in giardini privati, quelle piante giovani abbastanza alte ma con un tronco molto sottile, alberi che con tutta probabilità sono stati piantati da poco e per questo sono legati da diverse direzioni con tre o quattro fili d'acciaio.

La colonna vertebrale va immaginata allo stesso modo, la piantina sorretta dai muscoli che arrivano a collegarsi da direzioni opposte; nel nostro caso i più diretti sono i muscoli addominali, i lombari e il quadrato dei lombi (ce ne sono molti altri, più o meno profondi, ma a me interessa semplificare per farti capire quali sono quelli che puoi gestire facilmente). Ma attento, sono gli stessi muscoli che ti diranno di allenare e di rinforzare: niente di più pericoloso.

Se, come abbiamo visto, la colonna si trova al centro di questo sistema, come posso allenare e irrobustire (e quindi irrigidire) la parte anteriore con gli addominali e quella nella parte posteriore con i lombari senza che le forze di compressione (la risultante) causino uno schiacciamento verso il centro della colonna e dei dischi vertebrali? E non è questo il solo svantaggio di tale pratica, che rischia di rendere il rimedio peggiore del male.

Un aspetto ancora più grave è il continuo movimento di flesso-estensione della colonna per eseguire gli esercizi, interagendo con vertebre e dischi già infiammati, lesionati o interessati da ernie. A causa del dolore, inoltre, è poco probabile un'esecuzione corretta e comunque mi sembra totalmente contraddittorio far lavorare una parte che già presenta disfunzioni: andremo a logorarla ancora di più e a peggiorarne le condizioni.

In altre parole, se la meccanica del sistema è compromessa non potremo utilizzarla per migliorare la situazione. Dovremo cercare altre strade per risolvere il problema, conservando il più possibile la condizione di partenza.

Una soluzione c'è: evitare di sforzare addominali e lombari e fare allungamento della colonna vertebrale e di tutti quei muscoli che corrono lungo la colonna e che, con tutta probabilità, compattano vertebre e dischi. Personalmente è l'approccio che prediligo e con cui ottengo continui risultati.

Il nuoto fa bene (ma non sempre)

Anche in questo consiglio c'è molto di mito, e non sono solo io a dirlo, anche uno studio dell'International Society for the Study di Chicago. La prima cosa che mi viene da chiederti è: tu sai nuotare oppure semplicemente non hai paura dell'acqua? Ti assicuro che c'è un'enorme differenza, soprattutto se nuotare ti serve per migliorare una parte così importante del corpo come la colonna vertebrale, per eliminare dolori senza crearne altri.

Quante volte ti è stato consigliato il nuoto senza nemmeno chiederti se ne sei capace? Questo infatti fa un'enorme differenza.

Supponiamo che tu non sappia nuotare e che, una volta in acqua, provi una terribile paura di annegare: non si tratterebbe certo dei presupposti migliori per sfruttare a scopo terapeutico la ridotta gravità dell'acqua. Anzi, se non sei capace di nuotare è molto probabile che non prenderesti nemmeno in considerazione l'idea di andare in piscina.

Potrebbe darsi invece che tu non sappia nuotare perfettamente ma che in acqua sia capace di stare senza troppe difficoltà. Anche in questo caso, però, muovendoti in modo scoordinato e irrigidito, chissà quanti muscoli ti troverai a contrarre inutilmente, creando alla colonna un effetto controproducente.

In altre parole, se non hai imparato a nuotare in modo corretto prima di questa occasione, non è certo stavolta che potrai sfruttare l'acqua per il benessere della colonna vertebrale. Come spiegavo poc'anzi, in acqua la gravità non è nulla ma si riduce di molto: per mantenerti in equilibrio e non andare a fondo, perciò, dovrai contrarre molti muscoli.

Che tu sia capace o meno di nuotare, la cosa più sana che puoi fare per sfruttare al meglio l'elemento l'acqua e la sua minor gravità è quella di "sguazzare", cioè di fare esercizi di mobilità. Anche alcuni corsi di ginnastica in acqua organizzati da molte strutture sportive possono aiutare a stimolare la muscolatura e la colonna vertebrale, sempre senza eccedere.

Sento spesso dire che nuotare allunga i muscoli, quando in realtà è uno sport come tanti altri; anzi, in questo si utilizzano molti più muscoli contemporaneamente. Non ho mai visto un nuotatore mingherlino, sono tutti ben formati, quindi davvero il nuoto coinvolge tutta la muscolatura.

Si tratta però di uno sport da praticare quando si è sani (in ogni caso senza esagerare), e devi inoltre sapere che persino i nuotatori professionisti a volte hanno dolori alla schiena, nemmeno loro ne sono esenti. Ciò dimostra che anche il nuoto ha i suoi limiti: non è la soluzione di tutti i problemi alla schiena.

L'International Society for the Study of the Lumbar Spine ha effettuato in proposito un interessante confronto tra 112 nuotatori agonisti che si allenano quattro o cinque volte a settimana e 217 studenti di età simile, non praticanti sport o praticanti a livello amatoriale, scoprendo che il nuoto non cura la scoliosi, anzi, in alcuni casi la peggiora e può addirittura provocare mal di schiena. Si legge inoltre che il nuoto porta verso un generale collasso della muscolatura in quanto praticato in un ambiente la cui ridotta gravità è perfetta per la riabilitazione ma non idonea a chi sta bene.

Un'altra controversia riguardante il nuoto è se farlo praticare ai bambini come unico sport, essendo del resto considerato da molti come il migliore. È evidente che se il bambino volesse andare esclusivamente in piscina, ignorando altre discipline sportive, un genitore non obietterebbe ("mio figlio mi chiede di praticare il miglior sport, mica gli dirò di no").

Analizziamo l'argomento in maniera più approfondita. Un fattore importante per la crescita è la coordinazione fra arti superiori e inferiori; basti pensare al gattonamento, meccanismo che si attua in maniera fisiologica in un'età compresa fra gli 8 e i 12 mesi del bambino. Nel nuoto è facile pensare che, siccome si utilizzano sia gli arti superiori sia gli inferiori in contemporanea, si tratti dello sport perfetto, ma chi lo pensa tralascia purtroppo un punto fondamentale: l'appoggio e la stimolazione del piede, che sono importanti per la regolazione dell'equilibrio. Non dimentichiamo che siamo "animali di terra", possiamo anche essere in grado di nuotare ma fondamentalmente viviamo sul suolo e il nostro sistema di propulsione ha bisogno di stimoli provenienti da esso.

Semplificando un processo di grande complessità, te lo riassumo così: i piedi a contatto con la terra, attraverso i recettori posti nella pianta, registrano le forme del suolo, le trasmettono al cervello che le associa a quello che gli occhi vedono, e la risultante è appunto l'equilibrio. Questo in condizioni normali, ma in alcune discipline sportive – pensiamo ad esempio alla pallacanestro – si aggiunge anche la stimolazione degli arti superiori. Da questo punto di vista bisogna senz'altro riconoscere che la pallacanestro è uno sport eccellente, completo e simmetrico.

Insomma, se decidi di nuotare va bene, purché non esageri nella quantità di sessioni a settimana e se aggiungi almeno un altro sport (non il ciclismo) nel quale il tuo corpo possa vivere lo stimolo dell'equilibrio migliore e più completo.

Se poi hai un figlio a cui piace nuotare va altrettanto bene, ma non limitarlo a quella sola attività: fallo correre, saltare, scivolare (pattinaggio, sci), cerca di suggerirgli quanti più stimoli possibile. Più elementi darai al suo organismo e al suo sistema nervoso da elaborare e più si formerà, più capacità svilupperà.

Forse hai in mente i bambini di 50 o 70 anni fa, qualcuno se non sbaglio li chiamava in modo simpatico "animali da giardino" paragonandoli a quegli animali che giravano nei cortili delle cascine fino alla metà del '900 e anche oltre. Quei bambini, senza nemmeno pensarci, sviluppavano spontaneamente durante i loro giochi tutte le capacità motorie necessarie a una crescita corretta.

Le cicatrici

Non esiste nulla nel corpo che sia definibile indipendente: tutto è connesso, anzi a volte siamo noi che non capiamo i collegamenti o non immaginiamo una correlazione.

Nel nostro corpo le reazioni possono avvenire anche tra organi o apparati distanti fra loro. Basti pensare ad un alluce valgo in relazione alla zona lombare o persino a quella cervicale. Non esiste nessuno che abbia l'alluce valgo e che non abbia problemi alla zona lombare.

A questi meccanismi di relazione logica non è immune la pelle, che è formata da tre strati: epidermide, derma e ipoderma. La dobbiamo considerare come un vestito che ci ricopre e ci avvolge perfettamente e del quale ogni piega o difetto è sintomo di una probabile disfunzione, a volte recuperabile del tutto, a volte solo parzialmente.

Quando avviene un trauma inteso come taglio (apertura) di quel vestito che ci ricopre, oppure una scottatura importante, la cute ne viene lesa e traumatizzata in modo totale e irreversibile. Se ne potrà recuperare la funzionalità, ma mai del tutto, e non sarà più come prima. Anche le abrasioni possono creare un disagio di questo tipo, ma non come nei primi due casi.

Facciamo l'esempio di un intervento di appendicite o di un parto cesareo. Le problematiche post-operatorie di solito consistono in aderenze ai tessuti sottostanti: poiché nell'area della cicatrice il tessuto (la pelle) perde definitivamente parte della sua elasticità, spesso queste cicatrizzazioni involontarie con altri tessuti vicini condizionano sia funzionalmente, sia meccanicamente altre parti anatomiche.

A volte le parti meccaniche sono meno coinvolte, mentre lo sono di più quelle vascolari, linfatiche o nervose per quanto riguarda la sensibilità. Ecco così che per un taglio cesareo è possibile che si inizi a soffrire di lombalgia, forse proprio in corrispondenza di una vertebra lombare sulla linea della cicatrice; oppure, nel caso dell'appendicite, si avvertono fastidi o dolori nella deambulazione dallo stesso lato (a destra) in cui è stato fatto l'intervento.

Possono poi presentarsi altre complicazioni durante la guarigione della ferita, ad esempio se ha subito infezioni o altro che abbia complicato o fatto ritardare la cicatrizzazione.

In un cesareo, anche se l'intervento è perfettamente riuscito, la cosa migliore è intervenire sulla cute sia manualmente sia con apparecchi elettromedicali (tecarterapia) per rendere quanto più possibile morbida e vascolarizzata quella parte di tessuto ormai irrigidita. Tali applicazioni andrebbero fatte qualche giorno dopo la risoluzione dei punti, completando il trattamento con una crema specifica.

Anche a distanza di anni potrebbero insorgere dolori lombari, ma invece di intervenire su quella parte la cosa più immediata consiste proprio nel trattare la cicatrice nello stesso modo spiegato poc'anzi. Chi viene sottoposto a questo genere di trattamenti non lo trova piacevole e sente fastidi e pizzicori, segno di numerose aderenze, ma non c'è da temere: la cicatrice non si riapre così facilmente e di positivo c'è che in poche sedute la lombalgia diminuirà e forse arriverà a sparire.

In passato, per un intervento al menisco o al legamento crociato anteriore, la cute del ginocchio veniva incisa per una lunghezza di circa 20 centimetri. La conseguenza meccanica di una ferita così vistosa era quasi incredibile: l'intervento, anche se perfettamente riuscito, presentava molte difficoltà di recupero proprio a causa della cicatrice che irrigidiva la flessibilità del ginocchio.

Da anni, fortunatamente, gli interventi chirurgici ai menischi e ai legamenti vengono eseguiti con la tecnica dell'artroscopia: tre semplici forellini hanno sostituito i 20 centimetri di incisione, un progresso meraviglioso. Il recupero è praticamente immediato e in pochi giorni si torna a camminare normalmente.

Il colpo d'aria non esiste

Quello che tutti considerano il fatidico "colpo d'aria" non esiste così come lo intende la maggior parte delle persone. Secondo alcuni si tratterebbe di aria diretta in un punto specifico del corpo (solitamente il collo) come una sorta di manganellata. Nella realtà però l'aria non ha tutto questo potere. Quello che effettivamente succede è abbastanza diverso e comunque non è così frequente come si pensa.

Con molta più probabilità, un blocco o un forte dolore improvviso si scatenano perché la parte anatomica che viene lasciata scoperta e non utilizzata (ad esempio l'area cervicale) si raffredda, anche nei periodi caldi dell'anno; oltretutto, nei mesi estivi, spesso ci troviamo in ambienti con aria condizionata a forte intensità, che limita la microcircolazione superficiale e influenza la muscolatura portandola ad irrigidirsi e a dolere.

Mi capita poi che mi dicano di avere problemi alla cervicale e di non capirne il motivo, perché almeno in apparenza non avevano fatto niente di particolare nei giorni precedenti, per poi rendersi conto che era da qualche tempo che guidavano lo scooter. Come al solito però non ci si pensa: è più facile attribuire la causa del dolore al famigerato colpo d'aria.

Esaminiamo più in dettaglio i fastidi conseguenti all'utilizzo dello scooter. Indossare il casco è un ulteriore impegno per i muscoli del collo: oltre a dover sostenere il cranio, gli si aggiunge un chilo e mezzo in più di peso. Non bisogna poi dimenticare che l'attrito dell'aria quando si procede sulle due ruote comporta un lavoro non da poco per i muscoli, soprattutto se non abituati a contrastare la spinta dell'aria stessa, le sollecitazioni laterali e le vibrazioni.

Uno dei periodi critici è quando, passata la stagione fredda, si ricomincia ad utilizzare la moto; vale anche per lo scooter, ma con la moto si raggiungono velocità più elevate e nessuno pensa mai a quanto i muscoli siano sollecitati. Tale stress invece viene considerato del tutto normale, come se da parte del nostro corpo tutto ci fosse dovuto. Al contrario, in sella alla moto dobbiamo ogni volta forzare il collo a compiere un movimento che avevamo perso durante i mesi di fermo invernale, in pratica un nuovo allenamento. Per concludere, senza dubbio il casco (oltre ad essere obbligatorio in base al codice) è un importante accessorio per andare in moto, ma il peso non aiuta se abbiamo dolori alla cervicale.

Un altro fattore molto importante al quale non si presta mai sufficiente attenzione è che i dolori possono essere di tipo diretto o indiretto, e anche questo naturalmente fa differenza. Quando senti un dolore, perciò, pensa sempre come prima cosa se hai subito un trauma diretto oppure indiretto. Comprendere da cosa deriva un dolore è fondamentale per capire come intervenire nel modo più appropriato.

Un trauma di tipo diretto si verifica, poniamo, se inciampi e batti il ginocchio a terra. Invece un trauma di tipo indiretto, spesso più difficile da riconoscere, si manifesta se hai ad esempio un dolore a un piede da qualche giorno o settimana, senza però che ti ricordi di averlo sbattuto o di aver subito la benché minima distorsione. Una delle probabili cause sarebbe da ricercarsi in una rigidità del polpaccio: in altre parole, la causa del problema risiede altrove e non nella parte del corpo che fa male.

Nel caso del dolore cervicale il problema, anziché dipendere dal presunto colpo d'aria in una specifica zona, potrebbe essere di tipo indiretto, per esempio a causa del mouse se sei una persona che passa lungo tempo al computer per lavoro o per svago.

I movimenti richiesti dall'uso del mouse sono la causa di una delle malattie professionali più diffuse di questi anni: ormai chiunque faccia un lavoro d'ufficio non può evitare di utilizzare un computer. Diversamente da quando si scriveva molto a mano e all'arto superiore si faceva fare un po' di movimento, oggi con il mouse abbiamo ridotto di molto la mobilità della spalla e del braccio: l'escursione è più breve ed è sufficiente muovere la mano con l'aggiunta solo in certi casi del polso, costringendo la scapola e la spalla a rimanere immobili e contratte per molte ore. Perciò è più facile che sia questa la motivazione dei dolori cervicali, e non l'improbabile colpo d'aria.

RIEPILOGO DEL CAPITOLO 2:

- SEGRETO n. 1: Non puoi avere la certezza che la gamba più corta sia quella a cui aggiungere uno spessore, potrebbe essere l'altra ad avere problemi.

- SEGRETO n. 2: Più stiamo fermi e più il corpo tende a bloccarsi e a irrigidirsi, sviluppando un risultato opposto a quello che vorremmo ottenere.

- SEGRETO n. 3: Il continuo movimento di flesso-estensione della colonna vertebrale per eseguire gli esercizi addominali non aiuterà la tua schiena.

- SEGRETO n. 4: L'appoggio e la stimolazione del piede sono importanti per la regolazione dell'equilibrio.

- SEGRETO n. 5: Quando andiamo in moto o in scooter, il peso del casco non aiuta se già abbiamo problemi alla cervicale.

Capitolo 3:
Come sentirti bene ogni giorno

La salute è un equilibrio precario e in continuo mutamento: non è mai, mai assolutamente uguale da un giorno all'altro, ma proprio perché si differenzia di poco o di pochissimo non ci accorgiamo dei cambiamenti. Di fatto ce ne rendiamo conto solo quando le differenze cominciano ad essere più marcate del solito e, a volte, anche molto evidenti.

All'interno del corpo ognuno di noi ha numerosi meccanismi che lavorano in parte separatamente l'uno dall'altro, in parte uniti da una logica a volte comprensibile, a volte talmente complessa che nemmeno la medicina ancora oggi è riuscita ad interpretarla.

In quanto prodotto di un equilibrio così delicato, dobbiamo quindi considerare la salute come una condizione instabile e non farci mai cogliere impreparati. Le nostre performance cambiano nel tempo e in base alle circostanze e a volte non corrispondono esattamente a quello che vorremmo, perciò dobbiamo essere felici quando l'equilibrio è perfetto, siamo sani e ci sentiamo bene.

La salute, insomma, è un po' come andare in bicicletta: finché pedali e resti in movimento, anche a bassa velocità, l'equilibrio si mantiene, ma se smetti di pedalare non andrai avanti ancora per molto, prima o poi l'energia inerziale prodotta dalla pedalata si esaurirà e dovrai mettere i piedi a terra per non cadere. E allora, cosa non devi fare? Non devi fermarti.

Non pensare poi che siccome ti senti bene allora tutto funziona: con questo non voglio nemmeno dirti che devi vivere pensando che potresti stare male, ma pensa che se stai bene oggi è perché in passato hai fatto qualcosa per meritartelo. Se farai cose che non aiutano a mantenersi in salute il tuo organismo non ti contrasterà subito, vedrai solo a distanza di tempo gli effetti negativi.

A distanza di quanto tempo, ti chiederai? Prima o dopo, dipende da quanto male stai trattando il tuo corpo. Ti faccio un esempio quasi paradossale, ma che ti spiega cosa voglio dire: se in questo momento tu bevessi del veleno si tratterebbe di una cosa talmente grave da vederne immediatamente gli effetti negativi, se invece indossi la scarpa destra sul piede sinistro e viceversa i tuoi piedi e probabilmente la schiena cominceranno a risentirne solo dopo qualche giorno o settimana.

Esaminiamo adesso alcune posture e assetti del corpo che sono emblematici di comportamenti e problemi assai noti, nei quali certamente ti riconoscerai almeno in parte.

Spallucce da tartaruga

Quando arriva la stagione fredda, per quanto ci si copra, uno degli atteggiamenti più comuni per difendersi dalle rigide temperature è quello di alzare le spalle per incassare la testa, come se questo ci evitasse di sentire freddo al collo. Ma se fossimo ben coperti non avremmo bisogno di ricorrere a tale atteggiamento, e se fossimo poco coperti non solo non miglioreremmo la sensazione ma ci costringeremmo in una posizione inutile e dannosa.

Incassare la testa nelle spalle comporta la contrazione, prolungata nel tempo, dei muscoli del rachide cervicale, anche senza che ce ne rendiamo conto; anzi, nella maggior parte dei casi si tratta di un atteggiamento del tutto involontario. Il problema sta nel fatto che ad ogni contrazione corrisponde un effetto, in questo caso negativo poiché comporterà dolori che andranno probabilmente ad irradiarsi fino all'altezza delle scapole, arrivando a coinvolgere gli arti superiori con sintomi quali formicolio e parestesia alle mani, tanto che molti pensano subito alla famosa sindrome del tunnel carpale. Niente di più errato: ti basterà infatti dedicarti alla sistemazione del tratto cervicale per non avere più alcun fastidio alle braccia.

Fra i sintomi a cui spesso non si dà molta importanza ci sono il mal di testa, i capogiri e il dolore agli occhi. Sono manifestazioni talmente comuni che è facilissimo confonderne le cause, a volte pensando che siano più gravi di quel sono in realtà. Ad esempio, sento spesso citare la labirintite come se colpisse tutti facilmente: in realtà è una patologia molto grave che riguarda l'orecchio e che fortunatamente tocca pochi individui.

Spesso il mal di testa si presenta insieme a un dolore dell'occhio dallo stesso lato in cui con molta probabilità è in atto una retrazione muscolare: è come se ruotando il bulbo oculare lo sentissi muoversi nell'orbita, mentre se sei in buona salute non hai l'impressione di sentirlo "scivolare" nel suo alloggiamento.

Altri disturbi sono la nausea e nei casi più gravi il vomito, questi ultimi i peggiori in assoluto per una cervicalgia, che anche quando non è particolarmente acuta crea disagi non indifferenti. La cosa più importante è intervenire prima di arrivare al culmine e cioè prima che vengano interessati i muscoli del collo, delle spalle e delle scapole; ma nel malaugurato caso in cui ti fossi ridotto a questo, ti consiglio di iniziare a rivascolarizzare tutta l'area con fisioterapie mirate e solo in un secondo tempo ricorrere ai classici massaggi, altrimenti avresti un peggioramento dei sintomi.

Prevenire però è meglio che curare, ed ecco qualche consiglio per evitare le posture causa della cervicalgia. Prima di tutto, copriti bene il collo: molti vizi posturali si verificano inconsciamente, senza che noi ce ne accorgiamo, e se evitiamo di avere il collo scoperto è probabile che non assumeremo posture sbagliate.
Questo vale anche per chi non soffre molto il freddo o l'umidità, perché tu potresti anche non sentire il bisogno di coprirti, ma il

tuo corpo sì. Prova a toccarti il collo: se lo senti freddo e provi un certo piacere nel contatto con la tua mano calda, vuol dire che in quel punto la circolazione è minore, la parte si sta raffreddando e quindi è opportuno scaldarla leggermente e mantenerla coperta.

Durante il giorno, inoltre, prova a concentrarti sulla posizione in cui stai tenendo le spalle: facci caso, lasciale andare giù, falle scendere, rilassale, convinciti che è inutile tenerle in alto.

Non fare il gatto di marmo

Molte attività lavorative implicano il dover stare a sedere per lungo tempo: alla scrivania oppure in riunione, in auto, in aereo. Persino nei momenti di relax si finisce quasi inevitabilmente seduti, si tratti delle ore trascorse davanti a uno schermo o di una tavolata a un matrimonio.

Insomma, capita a tutti di passare molto tempo seduti e ci si rende conto che oltre un certo limite si diventa insofferenti e si sente la necessità di muoversi. Il corpo inizia a soffrire dell'immobilità in un tempo stimato di circa 50 minuti, chi più chi meno, anche in funzione delle condizioni iniziali del soggetto, di eventuali traumi subiti in passato, della stessa posizione del corpo e perfino di variabili quale l'utilizzo degli occhiali da vista. Quell'ora scarsa è il tempo massimo oltre il quale ci si comincia a muovere spesso sulla sedia, e certamente ci avrai fatto caso.

All'inizio potevi anche esserti seduto in maniera corretta, ma poi pian piano ti sposti e finisce che ti ritrovi in posizioni veramente strane, alla ricerca di quella più comoda ma senza trovarla mai.

La stessa cosa, del resto, accadrebbe se tu stessi a lungo fermo in piedi oppure sdraiato su un letto o su un divano (come abbiamo visto nel capitolo dei falsi miti).

A soffrire maggiormente per questo disagio, pur comune a molti se non a tutti, sono coloro che hanno già problemi strutturali, anche di lieve entità. Se stai bene non percepisci queste difficoltà, ma più ti irrigidisci, meno stai bene e più si presentano questi atteggiamenti compensatori.

Se la tua muscolatura è particolarmente rigida te ne accorgerai al mattino già prima di alzarti: ti senti addirittura meno rilassato di quando ti eri messo a letto la sera prima, perché l'immobilità della notte protratta nelle ore fa sì che i muscoli tendano a contrarsi. A volte magari ti capiterà di alzarti anche prima di quando avresti voluto proprio perché hai necessità di muoverti: la sensazione di fermo svanirà dopo qualche passo o movimento, ma ti accorgerai di sentirti limitato e a rischio di un blocco peggiore.

Anche rimanere seduto per più di 50 minuti può provocarti gli stessi fastidi, soprattutto nel momento in cui devi alzarti: hai un po' di difficoltà a ritrovare la stazione eretta e fai i primi passi piegato leggermente in avanti in una posizione, come la definisco io, di "evoluzione della specie"; ad ogni passo assumi una postura sempre più diritta e il dolore si attenua, pur senza andarsene del tutto. Si tratta di condizioni particolari ma non rare, problemi di carattere muscolare, "semplici" rigidità.

Il mio consiglio per evitare questo genere di fastidi è di alzarti spesso e di fare un giro per almeno 5 minuti: vai alla toilette, fai qualche rampa di scale, comunque non rimanere seduto per più di un'ora; e siccome anche la vista ha la sua importanza, rivolgi lo sguardo a una distanza non inferiore a 5 metri e possibilmente più lontano, disabituati a guardare solo vicino a te, non fissare il cellulare e sfrutta il momento per muovere il corpo e gli occhi, favorendo l'integrazione fra i vari segnali sensoriali.

I tacchi... no, grazie

Le scarpe sono importanti per un equilibrato assetto posturale, soprattutto saperle scegliere. Nella maggior parte dei casi però il primo criterio è quello estetico: scelgo quella scarpa perché mi colpisce per lo stile, la forma, il colore, poi la provo nella mia misura e, se mi sembra giusta, decido magari di acquistarla.

Questo però è un approccio troppo frettoloso all'acquisto di un accessorio così importante per il nostro benessere quotidiano. Non basta infatti verificare la misura: dobbiamo valutare nel suo complesso la sensazione che ci trasmette la scarpa nel momento in cui la calziamo e la teniamo indosso. Bisogna prendersi del tempo per percepire come si sente il piede all'interno, senza farsi fretta; percorsi pochi passi sapremo già se quella può essere la "nostra" scarpa, se è lei che comanda oppure il nostro piede.

Se sbagli l'acquisto, basandoti esclusivamente sull'estetica e non sull'effettiva comodità, ti accadrà di indossare quelle scarpe anche solo per un'ora ma di sentirti stanco come se le stessi portando da dieci ore: è una cosa che quasi certamente è capitata anche a te.

Il corpo non mente: se si stanca così velocemente c'è qualcosa che non va. Non è un caso che tu abbia, un po' come tutti, scarpe che potresti indossare senza problemi per tutto il giorno e scarpe che forse hai indossato due volte e per pochissimo tempo.

Non cadere nemmeno nel luogo comune che, trattandosi di una marca famosa, particolarmente costosa o che hanno in tanti, allora sarà la calzatura giusta. Ti assicuro non è così, ce ne sono anche di queste fra le peggiori.

Le donne che indossano tacchi molto alti per lungo tempo o addirittura per tutto il giorno svilupperanno certamente diversi problemi posturali e articolari; ma anche quelle che utilizzano tacchi più bassi riscontreranno difficoltà se l'uso della scarpa si protrae per molte ore.

Il corpo, d'altro canto, ha bisogno di tempo per "imparare", nel bene e nel male: quindi impiegherai un po' a capire che i tacchi che porti per tutto il giorno ti fanno male e altrettanto tempo ci vorrà perché tu capisca quanto meglio stai senza più utilizzarli. Tante parti del corpo devono adattarsi, ma con l'adattamento alcune di esse si logorano; dopo un certo tempo il logorio supera il limite e anche cercare di porvi rimedio non risolve del tutto il problema. Perciò, prima ti liberi dei tacchi e prima recuperi la salute del piede, della colonna e un po' di tutto il corpo.

Mi ricordo anni fa di una paziente che venne in studio perché soffriva del classico mal di schiena, nella regione lombare. Fra le mie varie domande ci fu quella delle scarpe.

Vidi che da me si era presentata indossando delle scarpe con un tacco alto circa 10 centimetri. Le chiesi se quella fosse la misura di tacco che indossava abitualmente, mi rispose di si, a volte più basse ma persino in casa le ciabatte erano con almeno 3 o 4 centimetri.

Quando le chiesi il motivo mi disse che non riusciva più a stare a piedi nudi, le era proprio impossibile. Pensai che questo era incredibile, forse un caso limite, ma molte donne a causa del tipo di lavoro in ufficio, per via della bassa statura, o per via della propria vita sociale sono portate ad utilizzare per molte ore scarpe alte, fino al punto da non riuscire più a farne a meno.

A quel punto alla mia paziente, sebbene fosse venuta da me per un problema alla schiena, iniziai a trattare per l'80% i polpacci con allungamenti e terapie fisiche, e per il 20% al resto del corpo. Risultato? Già dalla prima seduta si sentì più leggera e meglio appoggiata a terra: ovviamente anche il piede cambia la sua forma e il suo appoggio, dopotutto stare ore in punta di piedi non è sano. La sensazione che mi descrisse era di sentirsi con i piedi piatti, ben ancorata a terra, e la schiena più leggera.

L'utilizzo quotidiano di scarpe con il tacco, protratto nel tempo, porta necessariamente alla contrazione del polpaccio, del piede e di tutti i muscoli della gamba (dal ginocchio in giù), contrazione che nel tempo diventa retrazione o rigidità. Comunque sia, se si utilizzano scarpe alte, anche molto alte per una o due ore e nemmeno per tutti i giorni non succede nulla, visto che è sempre la continuità (nel bene o nel male) a creare il vizio.

Consigli: non appena rientri in casa, togli le scarpe e cammina a piedi nudi o con indosso dei semplici calzini antiscivolo. Inoltre, allunga i muscoli dei polpacci per recuperare l'accorciamento che si è sviluppato durante il giorno a causa dei tacchi e dell'atto stesso di camminare: eviterai probabili infiammazioni al tendine d'Achille (sperone calcaneare), alla pianta del piede (fascite plantare) o ai metatarsi (metatarsalgia), per non dire di un caso peggiore e cioè il neuroma di Morton.

Cos'è il neuroma di Morton? Ti riporto parola per parola la definizione che ne dà Wikipedia: "È l'aumento di volume di un nervo sensitivo interdigitale, solitamente quello passante nel terzo spazio intermetatarsale, provocato da uno stimolo irritativo cronico di natura meccanica, che causa la crescita di tessuto cicatriziale fibroso intorno al nervo stesso, subito prima della sua biforcazione alla radice delle dita".

Per farla più semplice, si tratta di un dolore molto intenso situato all'interno dell'avampiede, in profondità, tanto che non sapresti definire il punto preciso. Nella fase iniziale si manifesta solo di tanto in tanto con delle fitte improvvise molto acute, poi col passare del tempo si fa sempre più frequente e sembra di avere un sassolino nel piede, una sensazione sicuramente poco piacevole.

Per allungare il polpaccio indossa scarpe comode (ottime quelle da running); non fare l'esercizio a piedi nudi. Trova un gradino, appoggia un avampiede e lascia scendere il tallone verso il basso, finché sentirai tirare tutto il polpaccio; poi ripeti per l'altra gamba. Se non hai a disposizione un gradino, puoi acquistare l'attrezzo che vedi nella foto qui sotto e utilizzarlo comodamente in casa senza nemmeno dover indossare le scarpe.

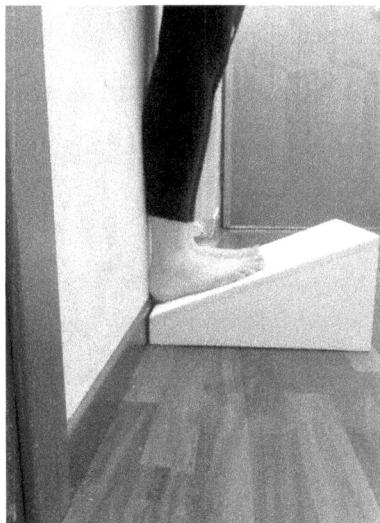

RIEPILOGO DEL CAPITOLO 3:

- SEGRETO n. 1: La salute è un equilibrio precario, non è mai, mai assolutamente uguale da un giorno all'altro.

- SEGRETO n. 2: Se stai bene oggi è perché in qualche modo hai fatto qualcosa nel passato per meritartelo.

- SEGRETO n. 3: Ogni tanto durante il giorno, nei periodi freddi, prova a pensare a come stai tenendo le spalle, facci caso, lasciale andare giù.

- SEGRETO n. 4: Non rimanere oltre un'ora seduto, alzati spesso e fai un giro per almeno 5 minuti, vai alla toilette, fai qualche rampa di scale.

- SEGRETO n. 5: Non appena rientri in casa togli le scarpe e cammina a piedi nudi o con dei calzini antiscivolo.

Capitolo 4:
Come curare la rigidità muscolare

Ognuno di noi tutti i giorni sa di avere verso di sé e verso gli altri degli obblighi, diretti o indiretti: basti pensare a quando guidiamo, prestando attenzione principalmente alla nostra integrità ma anche a quella degli altri.

Ogni giorno mangiamo, dormiamo, ci laviamo e così via. Alcune di queste cose le facciamo anche più volte al giorno e alcune ci vengono facili e istintive, come soddisfare la fame o il sonno; altre invece sono a carico della nostra volontà, coscienza o responsabilità.

Prendiamo ad esempio il lavarsi i denti. Sappiamo benissimo che, se li trascuriamo, con molta probabilità ci daranno problemi; ma perché ai denti dedichiamo tutte le necessarie cure quotidiane, mentre ai muscoli non pensiamo affatto? Non facciamo attenzione neppure all'atto di respirare; eppure, oltre ad essere indispensabile alla vita, è anche possibile imparare a farlo meglio per trarne beneficio. Non da ultimo, dovremmo ricordarci dei nostri piedi, che ci sostengono per tutta la vita. E perché crediamo che i muscoli siano al nostro servizio come e quando vogliamo, e senza dovergli niente in cambio?

Diamo per scontato che la nostra muscolatura sia sempre pronta ad agire e che non abbia mai bisogno di nulla. Questo errato preconcetto dipende in buona parte dal fatto che sin da piccoli non riceviamo sufficiente insegnamento in proposito: a scuola è raro che vengano trattati questi argomenti e tantomeno ci viene fatta capire l'importanza di mantenere i muscoli attivi ed elastici.

Quello che intendo dire è che l'educazione alla salute dovrebbe essere a tutto raggio, senza trascurare alcuna parte o funzione del corpo. Prendi ad esempio la corretta alimentazione: è un tema sul quale è facile suscitare una certa reazione da parte dell'opinione pubblica, e te lo conferma l'episodio che sto per raccontarti.

Ai tempi in cui frequentavo le medie si era agli inizi della carriera di un famoso cantante che raccontava di consumare abitualmente una certa bevanda (a dire il vero ben più famosa di lui); e la scuola si mobilitò quando alcuni miei compagni si presentarono in classe bevendo appunto quella bibita.

Ovviamente sono del tutto d'accordo con quella dimostrazione di sensibilità verso una nutrizione sana e completa; ma in quanti si mobiliterebbero a sostegno della flessibilità della muscolatura? Alla stragrande maggioranza delle persone sembra un argomento del tutto secondario. Eppure, coloro che soffrono di patologie più o meno gravi a causa della rigidità muscolare sono innumerevoli, te lo posso assicurare, e penso che fin da piccoli dovremmo essere educati non solo a lavarci i denti o a mangiare in modo sano, ma anche a prenderci cura dei nostri muscoli.

Riguardo alla salute delle ossa, per citare un altro caso, si sente spesso parlare dell'osteoporosi e abbiamo assistito, anche negli ultimi anni, a campagne informative in favore del consumo di latte o dell'attività fisica per contrastare gli effetti di questa patologia. Per i muscoli invece nulla, se non un riconoscimento generico dell'utilità del movimento e dello sport.

Sarebbe fondamentale, invece, spiegare ai ragazzi i numerosi vantaggi dell'allungamento muscolare, il cosiddetto stretching; ancora oggi però non sono molti gli insegnanti che dedicano tempo a questa tecnica, poiché spesso bambini e ragazzi sono già elastici e sembrerebbero non averne bisogno.

Comunque sia, è importante a questo punto approfondire alcune di queste tecniche per inquadrare in maniera più completa tutto ciò che contribuisce alla salute del nostro corpo: per l'appunto lo stretching, la corretta respirazione e la cura dei piedi intesi come organi strutturali della postura.

Gli allungamenti (o stretching)

Per farti capire meglio l'argomento, senza essere troppo tecnico e senza annoiarti con l'anatomia e la fisiologia del corpo umano (non ho scritto il libro per questo e, come sai, il mio intento è ben altro), devo comunque spiegarti per sommi capi come funzionano i muscoli. Mi riferisco in particolare ai muscoli striati scheletrici, cioè quelli che lavorano insieme all'apparato osteo-articolare per consentirci di mantenere la postura e determinare il movimento.

La caratteristica principale dei muscoli è quella di essere composti da tessuto contrattile (cioè che ha la proprietà di contrarsi, il che avviene per l'azione dell'actina e della miosina, due proteine presenti nelle cellule muscolari).

La contrazione consiste in un accorciamento del muscolo e nel conseguente avvicinamento dei capi ossei a cui esso è collegato, la decontrazione è naturalmente l'opposto. Prendiamo ad esempio il bicipite, che collega il gomito alla spalla nella parte anteriore del braccio: contraendosi il muscolo porta l'avambraccio in flessione e decontraendosi lo porta in estensione. Ciò avviene grazie all'opposta e concomitante azione del tricipite, che si trova nella parte posteriore del braccio. Ogni muscolo infatti ha il suo diretto antagonista e la contrazione dell'uno provoca la decontrazione dell'altro.

Purtroppo non tutte le cellule che abbiamo contratto in un singolo movimento tornano a decontrarsi, e ciò provoca limitazioni in punti diversi lungo tutto il muscolo, una rigidità che all'inizio è impercettibile. Con il passare del tempo e nel peggiore dei casi, se un'ampia porzione di tessuto non riesce a decontrarsi si avrà la ben nota contrattura muscolare. Ciò avviene principalmente per la mancanza dei sali minerali che agevolano questo processo.

Per fortuna possiamo agire sui muscoli in modo diretto (cioè meccanico) per far sì che contrazione e decontrazione si svolgano correttamente, e ciò proprio grazie agli allungamenti. La tecnica più immediata consiste in movimenti molto semplici ed eseguibili ovunque, ad esempio piegare il ginocchio all'indietro fino a far appoggiare il tallone al gluteo per allungare il muscolo anteriore della coscia (quadricipite).

Sullo stretching sono stati scritti innumerevoli manuali e tutti concordano che un allungamento, per essere efficace, deve durare un certo tempo. In proposito però le opinioni sono le più diverse: alcuni dicono 25 secondi, altri 40 o 50, e probabilmente l'avrai sentito dire in palestra o magari, se pratichi sport di squadra, dai tuoi compagni.

Personalmente credo che tutti questi tempi si possano definire corretti: è ovvio che quelli riportati sui libri sono una misura di riferimento e non un obbligo, sta poi ad ognuno trovare la durata giusta rispetto alle proprie possibilità e condizioni fisiche. Non esiste un tempo assoluto che vada bene a tutti, uomini o donne, giovani o vecchi, sportivi o sedentari: la durata corretta dipende dalle caratteristiche specifiche del muscolo in questione, così come si è formato e come viene utilizzato.

Se prendiamo ad esempio un quadricipite, è pur vero che in tutti noi è composto da quattro fasci muscolari, ma sarai d'accordo con me che il quadricipite di una ragazzina che pratica danza classica sarà diverso da quello di un uomo adulto che fa bodybuilding; e allora, come potrebbe essere identico il tempo di allungamento?

Più un muscolo è ipertrofico (è appunto il caso di chi li ha molto sviluppati) e di più tempo necessita per allungarsi; il muscolo di una donna è fisiologicamente più elastico di quello di un uomo; infine, il tipo di sport praticato crea una differenza nelle fibre muscolari e quindi anche nel tempo necessario a decontrarle.

Un interessante confronto in proposito è fra un centometrista e un maratoneta. Si tratta in entrambi i casi di corridori, ma qualità e quantità di fibre muscolari sono completamente diverse e anche in questo caso i tempi dello stretching saranno diversi.

Infine, tra un atleta e un sedentario che non ha mai praticato sport, non credi che ci siano notevoli differenze nella struttura e nella reattività dei muscoli? Sembrerà banale, ma comprendere questo fatto ti aiuterà a calibrare gli esercizi.

Una volta compreso questo meccanismo, via via che praticherai lo stretching (settimane, mesi o più) i muscoli avranno bisogno di sempre minor tempo per riportarsi alla lunghezza fisiologica, e quindi una durata che inizialmente non era adatta a te potrebbe diventarlo con l'esercizio.

Tuttavia, c'è un modo ancora più semplice del tenere il tempo, e che si adatta a tutti. Vediamo di nuovo il quadricipite: mentre lo allunghi proverai inizialmente una forte resistenza (ti verrà voglia di smettere), poi sempre meno, fino ad arrivare a una piacevole distensione; infine il muscolo si adatterà e non avrai più alcuna sensazione anomala o fastidiosa, tanto da poter mantenere la posizione per diverso tempo. Ecco, questo è il punto che io definisco di relax: ora puoi anche interrompere l'esercizio, e se sarai costante nella pratica arriverai a questo risultato sempre più rapidamente e soffrendo sempre meno.

Il diaframma e la corretta respirazione

Siamo tutti d'accordo che respirare è un atto istintivo. Se ci pensiamo siamo in grado di controllarlo, ma il respiro avviene autonomamente (e per esperienza ti dico che meno ci pensi e più funziona). In certi casi però questo processo si altera, e allora dobbiamo riappropriarci della funzionalità del diaframma per continuare ad utilizzarlo nel migliore dei modi.

Inizio con lo spiegarti com'è composto il diaframma e in che modo funziona, poi ti darò tutte le informazioni necessarie per gestirlo al meglio ed evitare inutili e fastidiosi problemi.

Il diaframma, dalla peculiare forma a cupola, si trova subito al di sotto dei polmoni e sui due lati è collegato da tre grossi fasci, detti pilastri, alla parte anteriore delle vertebre lombari (L1-L2-L3). Il suo compito è quello di far entrare e uscire aria dai polmoni: si tratta cioè del muscolo per eccellenza della respirazione.

Ci sono altri muscoli che concorrono all'atto di respirare, ma servono solo a predisporre il torace a una maggior dilatazione quando si ha bisogno di un accresciuto volume di ossigeno: intervengono cioè in casi particolari, come quando si compie uno sforzo aerobico durante una corsa o attività fisica in generale.

Questi muscoli accessori si trovano nella zona toracica anteriore e nella zona cervicale e scapolare. Utilizzarli come supporto alla respirazione, oltre che per le funzioni motorie a cui sono destinati (muovere le braccia, le spalle, la testa), è per essi un ulteriore lavoro. Le continue contrazioni fanno sì che siano più affaticati, portando più facilmente a un malfunzionamento della cervicale.

Come ti ho detto, servirsi di questi muscoli per respirare è utile solo durante uno sforzo inusuale, non per ogni respiro in ogni istante della tua vita. Eppure ti hanno sempre detto di respirare così, giusto? Chissà quante volte ti sarai sentito ripetere, quando eri bambino, "stai dritto, respira con il torace, pancia in dentro petto in fuori". Adesso non ti sembra che queste esortazioni siano tutto il contrario di come dovresti veramente respirare? Se invece impari ad utilizzare correttamente il diaframma (proprio perché, lo ripeto, è il muscolo principale della respirazione), molto probabilmente avrai meno problemi di cervicalgia o di lombalgia rispetto a chi coinvolge anche i muscoli accessori nell'atto di respirare, e sono in molti.

È giusto fare cenno anche al diaframma pelvico (o pavimento pelvico). Pur trovandosi nel bacino inferiore, cioè dalla parte opposta dell'addome rispetto al diaframma respiratorio, in una certa misura ne è condizionato. Questi muscoli, infatti, formano due calotte che contengono i visceri in alto e in basso, per cui si influenzano almeno in parte e il buon funzionamento del primo agevola il buon funzionamento del secondo. Inoltre, i muscoli che compongono il diaframma pelvico sono quelli che formano due orifizi importanti: quello anale e, nella donna, quello vaginale; motivo per cui sono di fondamentale importanza nella meccanica del parto.

Un diaframma poco funzionale causa diversi problemi:

- muscoli accessori contratti
- dolore trafittivo al torace

- limitazione delle funzioni viscerali
- mantenimento della mobilità lombare
- rilassamento emotivo

Muscoli accessori contratti

Nel caso tu soffra di cervicalgia, utilizzare il diaframma in modo corretto potrebbe avere un effetto terapeutico. Individuando il movimento del diaframma in tutto il lavoro di inspirazione ed espirazione e smettendo di contrarre i muscoli accessori questi ultimi si rilasseranno, e potresti notare nel giro di poco tempo che la colonna nel tratto cervicale diventa più rilassata e più mobile.

Dolore trafittivo al torace

Forse ti è già capitato che all'improvviso tu non riesca a respirare profondamente, come si suol dire a pieni polmoni: se lo fai senti una fitta acuta nel torace posteriore che ti taglia letteralmente il respiro. A volte capita anche nella parte anteriore, con sfumature sotto la regione ascellare sinistra. Nulla di grave, e soprattutto non ti sta venendo un infarto: semplicemente il tuo diaframma è più contratto e con molta probabilità sta effettuando una trazione dei tessuti verso il basso, quelli che sono connessi anche con il muscolo cardiaco.

Cerchiamo di capire meglio il processo. Se cerchi di inspirare profondamente il diaframma scende, ma essendo contratto è già spostato verso il basso e quindi senti una fitta proprio al centro del torace. Le cause possono essere molto varie, tra cui l'ansia, gli spaventi più forti, quelli che ti tolgono veramente il fiato, o le arrabbiature più intense. In generale, tutto lo stress emotivo può provocare simili effetti.

Cosa fare in questo caso? Prima di tutto cerca di rilassarti con la mente e con il corpo e agevola il respiro diaframmatico, tenendo a mente questo meccanismo: quando l'aria entra la pancia esce, quando l'aria esce la pancia rientra. All'inizio ti sembrerà di respirare davvero poco ossigeno, ma di minuto in minuto vedrai aumentare l'ampiezza del movimento e di conseguenza la portata dell'aria. La cosa più piacevole sarà che anche l'arrabbiatura o lo spavento diminuiranno e saranno più accettabili.

Limitazione delle funzioni viscerali

Il movimento continuo del diaframma in alto e in basso provoca a livello degli organi sottostanti, stomaco e intestino, una sorta di massaggio che aiuta entrambi a mantenere la vascolarizzazione. Molte volte, se un intestino lavora poco, è anche per colpa del diaframma che non funziona come dovrebbe e quindi non agevola la peristalsi intestinale.

Anche le problematiche relative alla parte del processo digestivo che si svolge nello stomaco sono spesso legate al ridotto utilizzo del diaframma, come nel caso dell'ernia iatale: un diaframma contratto e troppo basso non aiuta innanzitutto a tenere l'esofago in posizione corretta, e nemmeno lo stomaco può stare tranquillo.

Mantenimento della mobilità lombare

Il diaframma, come abbiamo visto precedentemente, è connesso alla gabbia toracica e, con fasci chiamati pilastri, alle vertebre lombari, più precisamente alla parte anteriore delle vertebre fra L1 e L3, a volte anche L4. Può quindi accadere che un mal di schiena o una lombalgia dipendano da una rigidità dei pilastri. Ti è mai capitato di sentire di qualcuno che starnutendo si è ritrovato con la schiena bloccata (il famoso "colpo della strega")?

Questo spiacevolissimo disturbo si deve al fatto che lo starnuto è una contrazione fortissima e alla massima velocità del muscolo diaframmatico, e se esso non è abbastanza elastico traina verso di sé le vertebre a cui è collegato (meccanismo inverso) causando uno spostamento, anche minimo, di una o più vertebre e la sollecitazione dei dischi intervertebrali. Ciò è sufficiente ad agire sulle strutture nervose adiacenti causando un forte dolore, in casi gravi perfino una protrusione o un'ernia.

Cosa migliora in te se respiri con il diaframma?
- migliora dell'80 per cento almeno il dolore cervicale
- migliora del 50 per cento almeno la regione lombare
- migliorano i problemi gastrointestinali
- migliora la vascolarizzazione viscerale
- migliorano le possibili tensioni mandibolari e craniali
- migliorano l'emotività e la gestione dello stress

Rilassamento emotivo

Negli anni mi sono occupato molto anche della condizione emotiva delle persone: fa ormai parte del mio lavoro e ne è un completamento.

Non appena mi interessai di kinesiologia (nel 1995) me ne innamorai proprio per la completezza della metodica. Per il kinesiologo il corpo può essere raffigurato come un un triangolo equilatero, ogni lato del quale rappresenta un ambito: la struttura, la chimica e la psiche. Perché tutto funzioni bene e ovviamente in modo equilibrato, i lati devono necessariamente essere di egual misura; l'eccesso o la diminuzione di uno di essi comporta uno sconvolgimento, sia nel triangolo sia nell'organismo.

Iniziai a frequentare dei corsi a Milano e ben presto mi resi conto che la struttura muscolo-scheletrica, la meccanica e il sistema nervoso non potevano venir trattati senza tenere in considerazione il collegamento con le emozioni, belle o brutte che fossero. Ogni elemento del nostro corpo, del resto, è connesso agli altri da una serie di processi fisici e chimici, che vengono mediati e legati dall'acqua in esso presente. Mi piace a questo proposito ricordare Masaru Emoto, un ricercatore giapponese scomparso nel 2014, che ha dedicato la sua vita alla cosiddetta "memoria dell'acqua", nell'intento di dimostrare come questo fondamentale elemento possa registrare informazioni da ciò con cui viene in contatto e come queste informazioni influenzino l'acqua stessa.

Tornando al diaframma, nonostante sia un muscolo è collegato alle emozioni, le quali lasciano una traccia in ogni movimento che gli facciamo compiere in una data circostanza. Pensa ad esempio a quando sei in macchina oppure a piedi in giro per la città e ad un tratto ti spaventi, un attimo di distrazione e per poco non investivi un pedone o venivi investito da un'auto: come prima cosa avrai fatto un respiro molto ampio con tutti i muscoli possibili, poi hai trattenuto l'aria respirata, forse non solo con il diaframma. Lo spavento ti provoca anche un aumento del battito cardiaco e una forte contrazione respiratoria. L'intensa emozione associata alla forte contrazione fa sì che nel muscolo avvenga una specie di "registrazione" dell'evento. Il diaframma infatti è molto sensibile sia agli eventi negativi sia a quelli positivi, che si possono gestire (anche molto bene) con pratiche come la meditazione.

I piedi ringraziano

Voglio farti subito una domanda: sei nato con o senza le scarpe ai piedi? Spero tu abbia risposto senza...

Il piede è una parte del corpo estremamente complessa. L'arco plantare si mantiene attraverso rapporti articolari molto delicati, piccole ossa tenute allineate da altrettanti piccoli legamenti, malgrado debbano sorreggere l'intero peso corporeo.

La condizione migliore e più sana per il piede (e ovviamente anche per te) è stare senza scarpe, soprattutto se le hai indossate per tutto il giorno. Il supporto della scarpa protratto nel tempo riduce infatti la capacità di percezione del piede e di reazione a una instabilità improvvisa. Quando non è costretto nella scarpa il piede riacquisisce la giusta dimensione e sensibilità; se il tempo e il luogo lo consentono, approfittane per camminare scalzo sull'erba, sulla sabbia, magari anche sui sassi. Devi riportare il piede al movimento naturale fornendogli continue e diverse stimolazioni; quando lo avrai abituato a un pavimento regolare o non troppo difficile, passa a un fondo più precario per imparare ad aumentare la capacità di reazione del piede e della caviglia, ottenendo così una miglior postura.

Per renderti conto se i tuoi piedi stanno bene oppure no, prova a fare questo esercizio (senza indossare scarpe né calze): mettiti comodamente seduto o sdraiato e prova ad aprire il dito mignolo del piede verso l'esterno (movimento di abduzione). Ci riesci? Sono pronto a scommettere che non capisci nemmeno quale muscolo devi contrarre e che ti verrà di muovere tutte le altre dita tranne il mignolo, vero?

In realtà il più piccolo fra tutte le dita del piede ti sarebbe molto utile per l'equilibrio: purtroppo, indossare per tutto il giorno e tutti i giorni le scarpe ci fa dimenticare di averne bisogno.

Per riappropriarti del movimento corretto aiutati massaggiando il lato esterno del piede lungo il mignolo per 3 o 4 centimetri verso il tallone.

RIEPILOGO DEL CAPITOLO 4:

- SEGRETO n. 1: Per allungare un muscolo non esiste un tempo assoluto che vada bene a tutti: mantieni la posizione finché non percepisci una piacevole distensione.

- SEGRETO n. 2: Il muscolo principale per la respirazione è il diaframma, tutti gli altri muscoli del torace sono definiti accessori.

- SEGRETO n. 3: Una disfunzione a carico del diaframma può essere causa di problemi al rachide cervicale e lombare, ai processi digestivi, alla gestione dello stress.

- SEGRETO n. 4: Il corpo può essere paragonato a un triangolo equilatero, nel quale ogni lato rappresenta un ambito: la struttura, la chimica e la psiche (emozioni).

- SEGRETO n. 5: La condizione più sana e naturale per i tuoi piedi è senza scarpe.

Capitolo 5:
Come prevenire dolori al collo e alla schiena

Continuare ad avere sintomi dolorosi ci porta a cercare soluzioni che, guarda caso, sono quasi sempre scorciatoie o comunque non vanno alla radice del problema. Una fra queste è l'assunzione di farmaci, che servono solitamente ad eliminare o a ridurre il sintomo ma non a eliminare la vera causa del dolore.

In questo gioca un ruolo cruciale la capacità di prestare attenzione a tutti i fattori che collaborano al nostro benessere. Trattandosi di equilibrio, di postura, di movimento e di riposo corretto, hanno perciò grande importanza gli oggetti qui elencati, che richiedono scelte ben ponderate:

- il cuscino
- il materasso
- la panciera e il bustino
- il supporto lombare da auto

Il cuscino

È un accessorio importante per dormire in maniera corretta e non rischiare risvegli traumatici o dolori apparentemente inspiegabili (che possono insorgere durante il giorno ma anche di notte). il cuscino va scelto in funzione di come siamo abituati a dormire: ad esempio ti piace stare su un fianco, a pancia in giù oppure supino?

Tre posizioni diverse, tre cuscini diversi: è probabile che durante il sonno ti giri assumendo diverse posizioni, e forse le assumi tutte e tre nella stessa notte, ma è fondamentale cercare di capire qual è la posizione prevalente. Per esempio, se sei sicuro che quando ti sdrai nel letto a pancia in su ti risvegli nella stessa posizione, sarà più facile determinare quale cuscino fa al caso tuo.

Per la scelta più corretta bisogna valutare non solo la consistenza del cuscino: che sia morbido o duro ha la sua importanza, ma solo in relazione ad altri parametri, come il materiale e lo spessore iniziale senza la testa in appoggio, e infine quanto si deforma una volta appoggiata la testa. La colonna vertebrale non deve essere inclinata troppo in basso, come avviene con un cuscino troppo morbido, e nemmeno deve stare troppo alta come accade con un cuscino molto duro e di elevato spessore. In entrambi i casi ne deriverebbero problemi cervicali e probabili schiacciamenti delle strutture laterali alle vertebre (apofisi trasverse e radici nervose).

Tu in quale di queste posizioni ti riconosci? Aiutandoti con le immagini, prova a capire se la tua colonna vertebrale si trova in posizione corretta quando dormi.

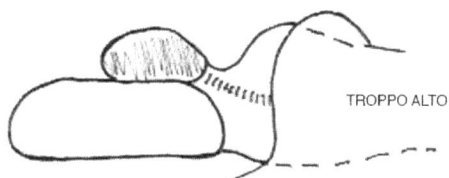

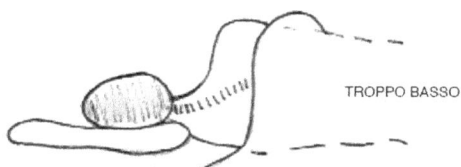

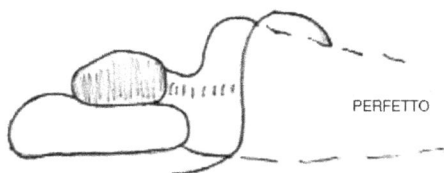

TROPPO ALTO

TROPPO BASSO

PERFETTO

Ti suggerisco adesso un piccolo trucco per capire meglio in che modo scegliere il cuscino. Mettiti in piedi di lato vicino a una parete poggiandovi contro tutto il braccio fino alla spalla, mantieni la testa dritta e misura la distanza che c'è fra il muro e l'orecchio: quella è la misura corretta. Se il cuscino è troppo basso o troppo alto non puoi stare bene. Dovresti anche considerare lo schiacciamento causato dal peso della testa (7 kg circa), ma se avrai preso la misura avrai scongiurato l'errore più grande.

Se invece sei abituato a dormire prono, cioè a pancia in giù, non dovresti nemmeno utilizzare il cuscino, e se ti ritrovi a girarti in quella posizione lo dovresti spostare per evitare disfunzioni nella torsione e nella flessione della colonna cervicale.

Più in generale, un cuscino inadatto alle nostre condizioni e alle nostre abitudini di riposo contribuisce allo schiacciamento di strutture vertebrali importanti; alcuni sintomi piuttosto comuni sono formicolio e parestesia di uno o entrambi gli arti.

Se inoltre hai già una certa rigidità in quella zona della colonna, in una posizione così forzata certamente il riposo non sarà troppo favorevole per i tuoi muscoli, che al risveglio e durante il giorno si faranno sentire.

Un'altra cosa su cui voglio richiamare la tua attenzione riguarda non la forma o la consistenza del cuscino, bensì il modo in cui poggi la testa su di esso, cioè più o meno rilassato. Si tratta di una conseguenza molto frequente della frenesia d'oggi, che rientra nelle condizioni di stress, e siccome potrebbe interessare anche te senza che tu te ne accorga è bene che te la spieghi, così ci potrai fare caso e magari modificare questa poco sana abitudine; io l'ho definita simpaticamente "testa vuota".

Questa definizione deriva dal fatto che molto spesso, durante un trattamento di terapia cranio-sacrale, i miei pazienti fanno fatica a rilassare i muscoli del collo: io chiedo loro di abbandonarle la testa, facendomene sentire tutto il peso mentre la sorreggo, ma in realtà ne sento pochissimo perché la muscolatura è contratta. Ebbene, lo stesso fenomeno avviene quando sono coricati a letto: per diverse ragioni quali l'ansia, lo stress e così via, non lasciano poggiare totalmente la testa sul cuscino, e se questo non avviene vuol dire che ci sono dei muscoli ancora in contrazione. Se pensi che passerai ore in quella posizione, immagina come potrai sentirti al risveglio.

Quando ci addormentiamo, almeno in teoria perdiamo il controllo del corpo; ma nei casi in cui ci sia una condizione ansiosa non saremo in grado di dormire tranquillamente e di lasciarci andare perché il grado di attenzione, anche se diminuito dal sonno, è ancora presente. Per questo motivo non rilassiamo del tutto i muscoli che ci servono per accompagnare la testa sul cuscino o per sollevarla (sempre in allerta e pronti a partire).

Il materasso

Il materasso è un altro oggetto di discussione: c'è chi lo preferisce duro e chi morbido, chi sceglie un materiale e chi un altro. Ormai la tecnologia è migliorata molto anche in questo campo e si trova in commercio un vasto assortimento di tipologie e di imbottiture, dai modelli a molle insacchettate a quelli in lattice o a quelli chiamati memory, i più scelti al giorno d'oggi (mentre vanno scomparendo i materassi in lana).

È importante tu sappia che il mal di schiena difficilmente si manifesta per colpa del materasso, anzi questo è un caso proprio raro; di certo però il modello e il tipo di sostegno che esso fornisce al corpo influenzano il miglioramento o il peggioramento della situazione.

È una leggenda comune che se il materasso è morbido e segue le tue forme starai meglio: semmai è esattamente il contrario, più è rigido e meglio sarà. Se hai dolori un sostegno rigido ti aiuta a stare più dritto con la schiena e dormirai sicuramente meglio. Sul morbido invece non arriverai a trovare una posizione davvero confortevole: che tu stia bene o che tu abbia già dolori di schiena lo sopporterai per breve tempo, perché ti muoverai continuamente alla ricerca di una posizione comoda in cui riposare. Se già non ti senti bene preferiresti addirittura dormire sul pavimento piuttosto che su un materasso morbido.

La tecnologia memory è molto interessante non solo per il proprio riposo ma anche nel caso del materasso matrimoniale. Se infatti durante la notte uno dei due si muove, l'altro difficilmente potrà percepire le vibrazioni del movimento o gli ondeggiamenti causati dallo spostamento, perché vengono perfettamente assorbiti dalla struttura memory.

Anche per questa tipologia di materasso è importante scegliere la consistenza giusta, preferendo un modello duro o durissimo con uno strato di materiale memory di spessore non superiore ai 2 centimetri, mentre il resto sarà composto di lattice. Personalmente questo tipo di materasso è il mio preferito; ormai, quando mi capita di dormire fuori casa e trovo materassi troppi morbidi, non riposo benissimo.

La panciera e il bustino

La panciera è un metodo che definirei obsoleto, anche se non sono totalmente in disaccordo con il suo impiego: dipende molto dal motivo per cui vorresti utilizzarla.

Si sente dire spesso che viene indossata per non prendere colpi d'aria; ma i colpi d'aria (come abbiamo visto nel primo capitolo) non esistono, soprattutto nella regione lombare. L'intento in realtà è quello di mantenere calda la parte bassa della schiena, ma è sufficiente coprirsi bene per ottenere lo stesso risultato.

Se poi la panciera davvero aiutasse a proteggersi dai colpi d'aria, allora in estate tutti i sostenitori di questa teoria dovrebbero farne uso: con temperature calde ci si veste più leggeri e con l'aria condizionata ovunque il colpo d'aria sarebbe assai più probabile. La panciera invece è una prerogativa dell'inverno, quando siamo già molto coperti, ed è veramente improbabile che si raffreddi quel punto del corpo.

Se invece la panciera viene utilizzata erroneamente in funzione di bustino è ancora più inutile: non è infatti in grado di sorreggere nessun movimento e nessuna posizione sotto sforzo.

Per quanto riguarda il bustino bisogna essere ancora più attenti e farsi consigliare esclusivamente da un ortopedico o da un fisiatra. Non fidarti del passaparola e soprattutto, se dovessi decidere di indossarlo, non abusarne: può essere utile durante sforzi a cui non sei abituato, ma lasciarti convincere dall'amico di turno a farne uso in ogni occasione, magari anche in assenza di movimenti o attività particolari, potrebbe essere controproducente.

Il bustino, infatti, se viene scelto con cura e posizionato bene (non sono tutti uguali e vestono allo stesso modo) aiuta negli sforzi più intensi e in quei movimenti in cui gli angoli sono estremi, cioè richiedono la massima coordinazione per non rimanere bloccati.

Un'altra utile applicazione del bustino è nelle mansioni molto ripetitive, anche quelle che non richiedono tanti movimenti: ad esempio quando si stira per ore, ferme sui due piedi e utilizzando prettamente un arto con un carico a sbalzo.

L'unica accortezza verso questo supporto, consentimi di ripeterlo, è di non abusarne: quando ti è possibile fanne a meno e utilizza i tuoi muscoli liberamente. Se invece continuerai a indossare il bustino troppo di frequente il corpo si abituerà e te lo "chiederà" in ogni occasione, fino a che non riuscirai più a smettere di usarlo.

Il supporto lombare da auto

È incredibile quanti accessori vengano creati per il sostegno e il riposo della schiena: oggigiorno è sempre più frequente trovare divani, letti, sedie, scarpe e perfino i sedili delle auto dotati del cosiddetto supporto lombare (anzi, negli autoveicoli è un optional piuttosto costoso).

Ma ti sei mai chiesto a che serve il supporto lombare? Per farti capire meglio di cosa si tratta dobbiamo partire dall'anatomia e dalla biomeccanica della colonna vertebrale, anche in questo caso senza ricorrere a una terminologia troppo tecnica.

La colonna, nella zona lombare (tra la vertebra L1 e la L5), presenta una curvatura chiamata lordosi lombare; quella, per intenderci, che ti fa tenere il sedere leggermente in fuori. Se è accentuata, come di solito capita alle ballerine, il sedere è anche più pronunciato, tanto da definirsi iperlordosi; in altri casi invece si nota una retroversione del bacino che ha come effetto la perdita della curva fisiologica (un'anomalia chiamata rettilineizzazione, non sana e poco funzionale) o peggio, in rari casi, un'inversione di curva.

Una curva fisiologica analoga interessa anche la zona cervicale; in questo caso, un esempio tipico della rettilineizzazione è il classico colpo di frusta, cioè quell'improvviso movimento traumatico del collo che si verifica in molti tamponamenti stradali.

Quando ci sediamo, si tratti di una sedia o di un muretto, un divano o qualsiasi altro supporto, naturalmente compiremo una retroversione del bacino: la curva fisiologicamente sparisce, fino anche ad invertirsi, secondo un meccanismo automatico e del tutto naturale che non deve causare alcuna preoccupazione. E adesso, se pensi a questa posizione assunta dal corpo seduto, prova a chiederti a che cosa serve avere un rigonfiamento dietro la zona lombare, cioè uno spessore che, oltre a spingerti troppo in avanti sul sedile, non ti permette di appoggiarti correttamente allo schienale.

Il sedile stesso, dal canto suo, fa molta differenza. Certamente quando hai acquistato l'auto ne hai provato la comodità, ma ti sei mai chiesto che tipo di sedile sia effettivamente?

Quando ti siedi alla guida di un autoveicolo il bacino si porta fisiologicamente in retroversione, che sarà tanto più pronunciata quanto più sei costretto ad allungare le gambe per raggiungere i pedali. Nel caso ad esempio di una macchina sportiva, ti troverai posizionato molto in basso e vicino al pianale su cui è fissato il sedile, costringendo il bacino a una retroversione marcata.

Una cosa infatti è avere una seduta alta almeno 50 centimetri e che ci consenta di tenere le ginocchia piegate a 90° (come nelle auto tipo SUV), cosa ben diversa è avere un sedile talmente basso (circa 20 centimetri) e vicino al pianale da dover tenere le gambe allungate, gravando per intero sulla colonna lombare.

Esempio di corretta posizione sul sedile (Otopia)

Esempio di sedile

1 - angolo ginocchia

2 - angolo lombare

3 - angolo inclinazione seduta

4 - altezza sedile dal pianale

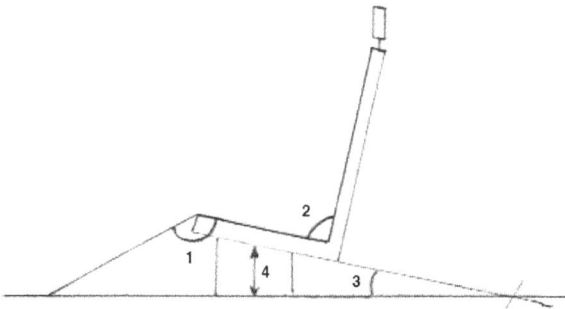

Primo esempio: più l'angolo 3 si apre e più la seduta si inclina verso il dietro. La conseguenza è che l'angolo lombare si dovrà anch'esso aprire portando il bacino in retroversione (perdita della curva lombare). Impossibile quindi in questo caso utilizzare il supporto lombare.

Secondo esempio: se abbasso la distanza 4 del sedile rispetto al pianale, l'angolo 1 si apre, le gambe si allungano e il bacino si posiziona anche in questo caso in retroversione. Risultato? Nessun supporto utilizzabile.

Terzo esempio: se alzo di molto il sedile e l'angolo 1 si chiude (ginocchia a 90°), questo permette al bacino di posizionarsi più facilmente in antiversione e di accentuare la curva lombare. In questo caso si potrebbe quindi utilizzare il supporto.

Quarto esempio (un po' al limite, ma per farti capire meglio): se alzo il sedile di molto, l'angolo 1 si chiude e inclino in avanti la seduta (ammesso che si possa fare). Questo spinge in avanti il bacino così da ritrovarmi con molto spazio dietro la zona lombare, così da poter nuovamente utilizzare il supporto lombare anche in questo caso.

Per toglierti qualsiasi dubbio in proposito, fai questa prova: mettiti seduto a terra con le gambe distese, la schiena contro il muro, ma senza appoggiare la zona lombare, in pratica porta il sedere in fuori. Ci riesci? Stai comodo?

Questo è anche uno dei motivi per cui chi possiede una macchina sportiva spesso dice che per i lunghi viaggi non è comoda e che la posizione causa dolori lombari. In realtà, se si fosse più sciolti con i muscoli delle gambe (femorali e polpacci), anche questo assetto potrebbe essere indifferente, e in ogni caso senza utilizzare alcun supporto lombare.

In sintesi, tutto dipende dal sedile: se ne hai uno alto almeno 50 centimetri dal punto di fissaggio sul pianale potresti anche servirti di un supporto lombare, se invece il sedile si trova più in basso è probabile che non sia utile, anzi, sarà scomodo, impossibile da sfruttare e non ti garantirà una posizione corretta della schiena.

RIEPILOGO DEL CAPITOLO 5:

- SEGRETO n. 1: Pensa sempre a risolvere la causa e non l'effetto o il sintomo.

- SEGRETO n. 2: La scelta del cuscino è fondamentale, dipende da come solitamente dormi. Su un fianco deve fungere da riempimento dello spazio fra l'orecchio e il materasso, a pancia in giù non lo devi usare, supino ti basta un piccolo rialzo di pochi centimetri.

- SEGRETO n. 3: Il materasso deve essere sempre il più duro, che tu soffra di mal di schiena o che tu stia bene.

- SEGRETO n. 4: La panciera deve solo aiutarti a non sentire freddo ed essere contenitiva, il bustino a sostenerti durante uno sforzo particolare o nei movimenti ripetitivi che si protraggono nel tempo. Entrambi però non devono diventare un'abitudine.

- SEGRETO n. 5: Se l'uso del supporto lombare implica il non essere ben posizionato sul sedile allora non serve a nulla, anzi è controproducente.

Conclusione

Dopo quest'analisi delle cause che provocano squilibri posturali, insufficiente reattività nelle diverse condizioni in cui il corpo si muove, dolori alla schiena e al collo non solo di tanto in tanto ma anche nella vita quotidiana, vorrei riepilogare i punti fondamentali che ti permetteranno di conservare quanto più possibile la corretta funzionalità dei vari apparati corporei e l'equilibrio tra di essi.

Niente scorciatoie

Non cercare mai una via breve o facile per risolvere un problema che interessa la tua salute e il tuo corpo. Ogni tentativo di scorciatoia, anche quando sembrerebbe efficace in un primo tempo, avrà una conseguenza a cui dovrai porre comunque rimedio in seguito e, probabilmente, invece di accorciare i tempi li allungherai, protraendo anche la sofferenza. Si tratti di esercizi, di terapie o anche di semplici abitudini, tutto ha bisogno di tempo, anche quando ti sembra di sprecarlo.

Non metterti mai in competizione con il tuo corpo

"Fare a gara" con sé stessi ignorando un corretto dosaggio delle proprie energie è un atteggiamento che non facilita il recupero in caso di disfunzioni e non ti permette di analizzare lucidamente quali sono le effettive necessità dell'organismo.

Spesso mi capita di sentir dire che "chi la dura la vince", nel senso che chi non cede vince, ed è vero in linea di massima per la vita: ma non cadere in questa logica competitiva quando hai a che fare con il corpo. Se, per esempio, nel caso di un leggero dolore a un ginocchio tu non pensassi di indagare e di sistemare il disagio prima possibile, questa trascuratezza ti sarà nociva e potrebbe persino accadere che in futuro tu abbia bisogno di una protesi.

Diversamente, se presterai attenzione al piccolo segnale di disagio che si ripete nell'arco di pochi giorni o settimane, riconoscendolo come un dolore ormai ricorrente perché già percepito almeno una volta, e se cercherai il modo di risolverlo dopo un'attenta analisi delle cause, vedrai che starai meglio in breve tempo e che non avrai bisogno di ricorrere ad alcun supporto esterno.

Il corpo non dimentica mai

Questa è un'altra cosa molto importante: qualsiasi stimolo o trauma condizionano, poco o tanto, la risposta del corpo nelle diverse situazioni. Anche il più piccolo e banale degli infortuni potrebbe arrivare ad interferire con la tua condizione generale.

Per fortuna, e anche purtroppo, fino ai 30 anni circa di età non rimani dolorante troppo a lungo per aver esagerato con un allenamento o per non esserti riscaldato abbastanza prima di entrare nel vivo di un'attività sportiva. A un certo punto però il corpo tira le somme e presenta il conto, a tutti indistintamente, ai sedentari così come a quelli che negli anni lo hanno sfruttato al massimo: abituati ad ascoltarlo, abbine sempre cura e il tuo corpo ti permetterà di fare tutto ciò che vuoi.

Mantieniti in movimento praticando più sport

Fare sport oppure no? Praticarne tanti oppure solamente uno? Un dilemma a cui spesso siamo chiamati a rispondere, per noi personalmente o per i nostri figli.

Inizio con il dirti che, in tutti i casi, ci sono pro e contro. Se non pratichi nessuno sport non avrai problemi di carattere meccanico, i muscoli non subiranno lesioni, con tutta probabilità nemmeno le articolazioni subiranno un logorio e quindi anche la cartilagine rimarrà intatta, con minor rischio di lesioni o rotture ai legamenti o ad altri organi.

Di contro, però, il sistema circolatorio e quello linfatico non saranno efficienti. Potrebbero risentirne anche il cuore e le arterie, e perfino stomaco e intestino saranno più rallentati nelle funzioni.

I pro e i contro riguardano anche nel merito la scelta dell'una o dell'altra disciplina. Se pratichi un unico sport con una certa assiduità (magari arrivando ad essere perfino troppo assiduo), svilupperai tutte le patologie tipiche di quel gesto specifico.

Se invece ti dedichi a quattro diversi sport (ad esempio bici, camminata, sci e pilates), il tempo a disposizione per ognuno sarà necessariamente ridotto, con minore esposizione al sovraccarico; inoltre, con la pratica di diversi gesti atletici, non avresti modo di sviluppare patologie in nessuna delle specialità.

In questi anni di esercizio della mia professione ho potuto constatare che la mancanza di interesse verso il proprio corpo, aggiunta alle poche conoscenze in materia, anche le più minime e semplici, porta tante persone a peggiorare drasticamente la propria condizione di salute precludendosi di conseguenza una serena e soddisfacente condotta di vita.

Bastano veramente poche attenzioni per affrontare ogni giorno con la giusta energia ed un completo equilibrio psicofisico. In questo libro hai trovato solo alcune prime indicazioni utili per iniziare ad occuparti di te e per aver cura del tuo corpo.

Inizia da oggi ad "ascoltarti" e se vorrai condividere con me i tuoi dubbi o avrai bisogno di approfondire meglio gli argomenti visti in questo libro, vieni a trovarmi sul mio sito www.centromft.it così da entrare in contatto diretto con me.